Plan-Do-Check-Actにそった

給食運営・経営管理実習のてびき 第5版

西川貴子　深津智惠美　清水典子　富永しのぶ　著

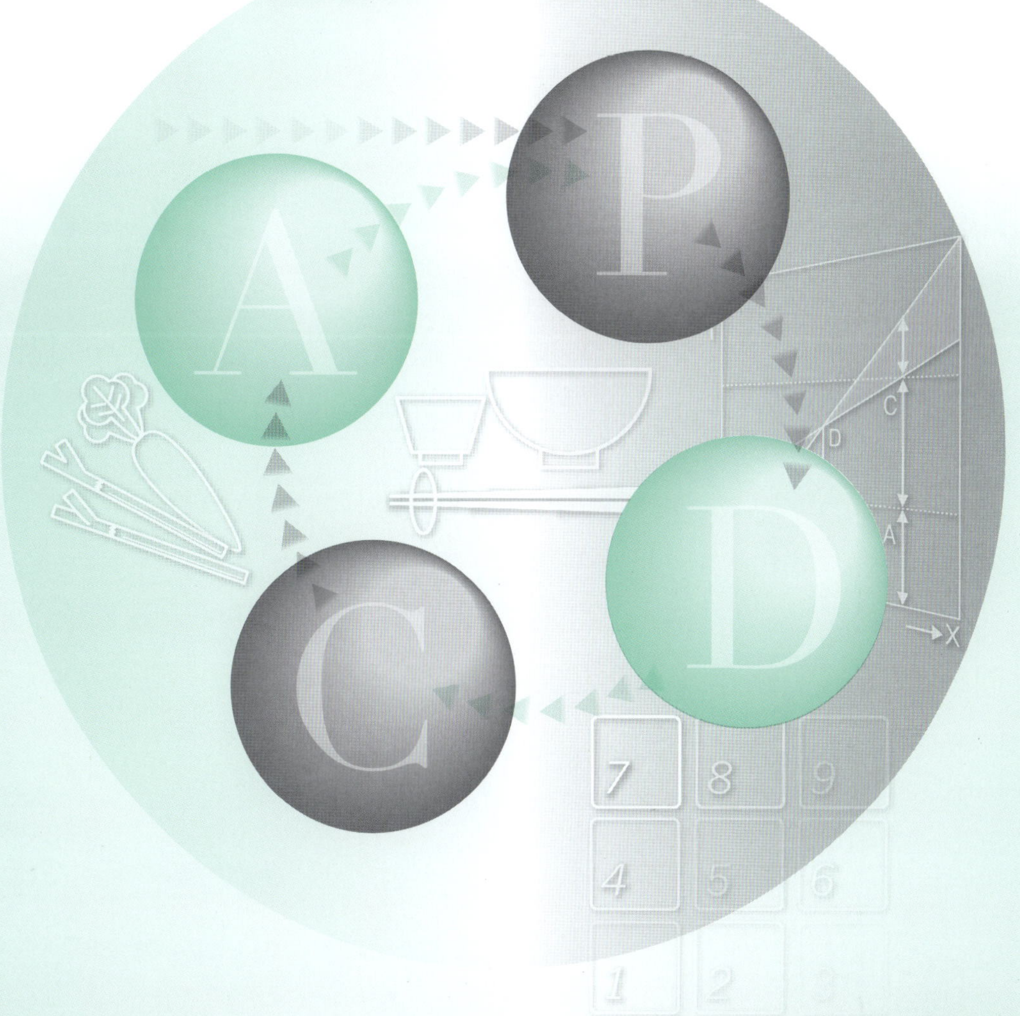

医歯薬出版株式会社

第5版の序

　初版の『Plan-Do-See にそった給食管理実習のてびき』が発行されてからすでに20年，また第4版で『Plan-Do-See にそった給食運営・経営管理実習のてびき』と改題して10年以上経過した．

　この間に給食を取り巻く社会情勢の変化や，関係する制度等も大きく変わってきた．

　「日本人の食事摂取基準（2010年版）」以降は，食事改善，給食管理において，食事摂取基準の実践・運用には，PDCAサイクルに基づく実施が望ましいとされている．そこで，この度の改訂にあたり，書名を『Plan-Do-Check-Act にそった給食運営・経営管理実習のてびき』に改め，PDCAサイクルにそった実習の展開ができるよう加筆を行った．

　また，「日本人の食事摂取基準（2015年版）」が策定されたことにともない，前版同様に給与栄養基準量，食品構成基準を変更した．さらに「日本食品標準成分表2015年版（七訂）」の大幅な改定が15年ぶりに行われたことにより，栄養価計算等に関する項目も見直した．

　本書をご利用いただいている栄養士・管理栄養士養成施設の給食実習ご担当の先生方には，これからもご助言・ご指導をいただきながら，給食の運営・給食経営管理の教育目標にそった実習内容になるよう改訂を重ねていきたいと思っている．

　今後とも，本書が給食運営実習および給食経営管理実習のテキストとしてご活用いただければ幸甚である．

　2016年3月

■追記

　「日本人の食事摂取基準」に関する記述は，2024年10月に厚生労働省より発表された『「日本人の食事摂取基準（2025年版）」策定検討会報告書』の情報を反映させた．

　2025年1月

著者一同

初版の序

　栄養士養成の必修科目である給食管理実習は，学内・学外を合わせて2単位以上と規定されている．

　学内実習は，学内の集団給食施設を使用して，担当教員の指導のもとに，学生自らが自主的に計画を立てて，各自が分担の作業を果たしながら，協力と責任の重要性を学び，給食運営の手順・方法などを修得する基礎的な実習である．

　そこで本書では，著者らの経験をふまえて，学生がplan・do・seeのサイクルをたどりながら積極的かつ研究的に実習が進められるように構成したつもりである．

　理解しやすいように，イラストや図表などをできるだけ多く用い，また各所に参考となる基礎資料を加え，機械使用法などはマニュアル的な要素も加味して，有効に活用できるように配慮した．

　しかし，まだまだ未熟な著者らであるゆえ，不備な点も多々あると思われる．先輩の諸先生方，また本書を使われる学生の皆さんに，お気づきの点をご忠言・ご指導いただき，今後改訂，補足をしていきたいと思っている．

　なお，本書を出版するにあたって，ご援助賜った医歯薬出版株式会社の皆様に深謝するとともに，参考文献として使わせていただいた諸先生方に厚く謝意を表す．

　1996年4月

著者一同

CONTENTS

I 給食運営管理実習オリエンテーション……1

1. 実習の意義と目的……1
2. 実習の進め方……1
3. 実習に当たっての心がまえ……1
4. 携行品……1
5. 個人の衛生について……1
   1) ふん便の細菌検査……2
   2) 服装……2
   3) 身体の衛生……3
   4) 当日の健康状態……3
6. 実習方法の一例……3
   1) 役割分担……3
   2) 実習日程……4
   3) 食事計画……4
   4) 調理実習当日の時間配分……4

II 給食運営管理実習プロセス……6

<1> 計画(Plan)……6

1. 給与栄養目標量の算出……6
2. 食品群別荷重平均成分表作成……8
3. 食品構成表作成……11
4. 献立計画……15
   1) 献立の組み合わせ方の基本……15
   2) 献立作成の手順と留意点……17
5. 試作……33
   1) 手順……33
   2) 試作計画……34
   3) 検討……36
   4) 調理作業時間測定（time study）……38
6. 調理作業計画……41
   1) 給食作業の種類……41
   2) 作業の分類……41
   3) 作業計画の立て方……41
7. 発注・出庫計画……45
   1) 発注計画……45
   2) 出庫計画……47
   3) 発注・出庫量計算……47
8. 栄養教育媒体の作成……51
   1) 媒体の役割……51
   2) 媒体の種類……51
   3) 媒体づくりの注意点……52
   4) 媒体づくりの方法……54
9. アンケート調査内容計画……56
   1) アンケート調査の定義……56
   2) アンケート調査のプロセス……57
   3) アンケートの質問項目……57
   4) アンケート集計および結果の報告……58

<2> 実施(Do)……59

1. 発注・出庫……59
   1) 発注方法の種類……59
   2) 発注時期……59
   3) 発注方法……60
   4) 出庫方法……60
2. 検収・保管……61
   1) 検収……61
   2) 保管……64
3. 実習食堂（試食室）の準備……65
   1) 床・テーブルの準備……65
   2) 献立表の掲示……65
   3) ポスター・卓上メモの設置……66
   4) アンケート用紙・筆記用具の準備……66
   5) 雰囲気づくり……66

CONTENTS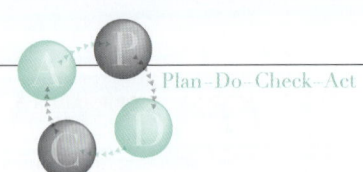

- 6) お茶の準備 ……………………… 66
- 7) テーブルふきんの準備 ………… 66
- 8) テーブル花 …………………… 66
- 9) 調味料スタンドの用意 ………… 66
- 4. 大量調理実習 …………………… 67
  - 1) 大量調理の特徴 ………………… 67
  - 2) 大量調理実習の手順 …………… 69
- 5. 盛りつけ ………………………… 95
  - 1) 食器 ……………………………… 95
  - 2) 盛りつけの手順 ………………… 97
  - 3) 盛りつけのポイント …………… 97
- 6. 検食・保存食 …………………… 99
  - 1) 検食 ……………………………… 99
  - 2) 保存食（衛生検査試料）……… 100
- 7. 供食（配膳・喫食）…………… 101
  - 1) 配膳の方法 …………………… 101
  - 2) 利用者の心得 ………………… 101
- 8. 食器返却・回収と洗浄・消毒 …… 101

- 1) 食器の返却と回収 …………… 101
- 2) 食器の洗浄のポイント ……… 102
- 3) 自動食器洗浄機の使い方 …… 102
- 4) 食器の消毒・乾燥 …………… 104
- 9. 後かたづけ ……………………… 104
  - 1) 調理器具類の清浄・消毒 …… 104
  - 2) 調理室の清掃 ………………… 107
  - 3) 喫食室の清掃 ………………… 108
  - 4) 厨芥物の処理 ………………… 108
- 10. 点　検 ………………………… 109
  - 1) 実習後の後始末（毎日の点検）…… 109
  - 2) 定期的な管理 ………………… 111

＜3＞　検証・改善(Check・Act) …… 112
1. 1回の実習における記録と検討 …… 112
2. 実習全体を通しての検討 ………… 114
3. 栄養管理報告書 …………………… 116

Ⅲ 給食運営管理における調査 ……… 128

- 1. 残菜・嗜好調査 ………………… 128
  - 1) 残菜調査 ……………………… 128
  - 2) 嗜好調査 ……………………… 130
- 2. アンケートのまとめ方 ………… 132
  - 1) アンケート集計の方法 ……… 132
  - 2) グラフの活用 ………………… 132
  - 3) 考察 …………………………… 134
- 3. 廃棄率調査 ……………………… 134

- 4. 衛生検査 ………………………… 135
  - 1) 食器の衛生検査 ……………… 135
  - 2) 手指の衛生検査 ……………… 137
  - 3) 清浄度検査 …………………… 138
- 5. 乾物の吸水調査（もどし率）…… 138
- 6. 揚げ物の吸油率と揚げ衣の割合調査 …… 139
- 7. 価格調査 ………………………… 140
  - 1) 学内実習における価格調査 …… 140

Ⅳ 給食経営管理演習 ……… 145

付表　日本人の食事摂取基準（2025年版）……………………………………… 155

Ⅰ 給食運営管理実習オリエンテーション

1．実習の意義と目的

　　特定給食施設での給食業務の目的は，病院，事業所，学校，福祉施設などの給食対象者に合った食事を提供し，対象者の疾病治癒，健康維持・増進などを図るとともに，よりよい食習慣を作り，生活習慣病予防ができるように指導することである．
　　この実習は，特定給食施設での給食業務の目的に沿って，学内で学んだ栄養学，調理学，衛生学などの基礎的知識を活かして，実際に学生を対象とした給食（100食以上）を実施し，給食運営に関する方法，技術を習得することを目的とする．実習の計画（Plan）から実施（Do），検証（Check），改善（Act）に至るすべてを，学生自身の手で進めるため，自主的に取り組むところに意義がある．

2．実習の進め方

　　学内の給食実習室で班ごとに栄養士役や調理師役に役割分担し，図Ⅰ-1の順序で進める．

3．実習に当たっての心がまえ

　　栄養士を目指すものとして，積極的な態度で臨み，各自責任をもって分担の作業に取り組むように努める．また，班員のチームワークに配慮し，実習がスムーズに進行するように心がけることが大切である．
　　① 無断欠席，遅刻はしない．欠席する場合は事前に必ず担当教員に届け出る．
　　② 実習前に必ず計画書をよく見て，各自の作業分担や内容について，十分理解しておく．

4．携行品

　　実習用白衣（エプロン），帽子，マスク，ビニール前掛け，着替え（綿シャツ，ズボン，ソックス），実習室用履物（靴，長靴），包丁，名札，筆記用具，教科書，ノート，食品成分表，電卓，ふん便細菌検査の陰性証明書など．

5．個人の衛生について

　　多人数の食事を扱う給食実習では，わずかな衛生上の不注意が大きな影響を及ぼす場合もあるので，調理に従事する人は，各自の身辺の清潔保持はもちろんのこと，調理場での

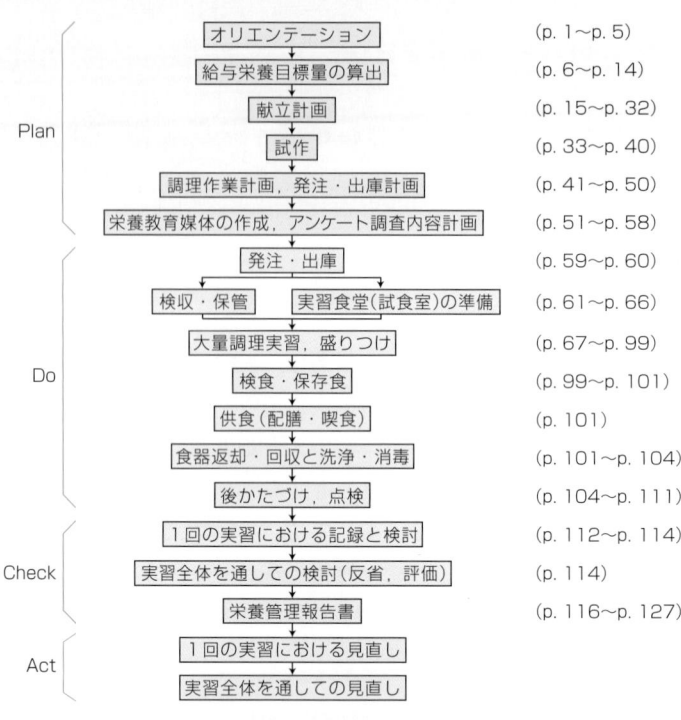

図 I-1　実習の進め方

衛生（p. 67 参照）も含め，すべての面で衛生上の配慮を怠ってはならない．

1）　ふん便の細菌検査

全員必ず赤痢菌・サルモネラ菌・腸管出血性大腸菌 O 157 の検査を行い，陰性でなければ調理実習はできない．必要に応じ 10 月から 3 月にはノロウイルスの検査*に努める．大学からまとめて検査センターに依頼契約をしている場合は，指定日に提出する．

提出方法　① 事前に指定容器を受け取る．
　　　　　② 提出日は原則として調理実習日の 1 週間前とする．
　　　　　　　提出日時：○年○月○日○時　　場所：○○○
　　　　　③ 指定日に検体を提出できなかった場合は，各自で検査を済ませ，陰性の証明書を調理実習前日までに提出する．

2）　服　装

清潔なもの（実習用白衣，帽子）を準備し，帽子は正しく装着する（髪の毛が外に出ないようきちんとまとめてかぶる）．白衣の下は作業しやすい服装（綿シャツ，長ズボン）でスカートは絶対避ける（図 I -2）．調理場での履物は，専用のものを履く（喫食室と区別）．

便所には（専用便所の場合も），白衣，帽子をはずし，実習室用履物のまま入らない．

3）　身体の衛生

爪は短く切り，マニキュアはしない．指輪，時計，ネックレス，イヤリング，ピアスなどははずす．つけまつげは付けない．

4）　当日の健康状態

調理実習当日，下痢をしている人，風邪をひいている人，手指に傷のある人は担当教員・

○よい服装　　×よくない服装

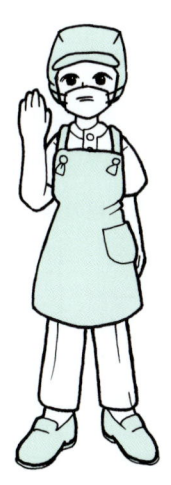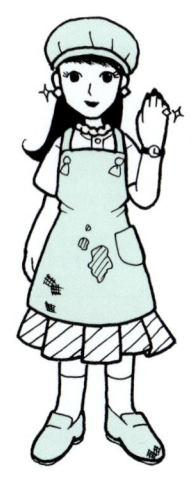

図I-2　服装

衛生管理係に申し出る（衛生管理係はその結果を記録する）**.

6. 実習方法の一例

　2クラス（Aクラス，Bクラス）を，週1回，通年（2単位）で実施する場合の一例を示す．
　各クラスを2班に分け，さらに各班を5つのグループ（①〜⑤）に分けて，グループごとに交替で栄養士役，調理師役を役割分担して行う．喫食は，全員が行う．

1）役割分担

　実習日程表の各内容の①の日は，①のグループが栄養士役を行い，②〜⑤のグループは調理師役を行う．また②の日は，②のグループが栄養士役で，①③④⑤が調理師役になる．
　同様に③〜⑤の日も交替で実習する．

　栄養士役：献立作成，試作，作業計画，発注，出庫，掲示用献立表作成，アンケート用紙作成，調理指導，味つけ決定，盛りつけ指導，点検表の記録，残食・残菜調査，アンケート集計，材料費の算出，帳票整理などを行う．

---

　*ノロウイルスの検査は，遺伝子型によらず，概ね便1g当たり10^5オーダーのノロウイルスを検出できる検査法を用いることが望ましい．ただし，検査結果が陰性であっても検査感度によりノロウイルスを保有している可能性を踏まえた衛生管理が必要である．
　また，ノロウイルスの検便検査の実施では，調理従事者の健康確認の補完手段とする場合，家族等に感染性胃腸炎が疑われる有症者がいる場合，病原微生物検出情報においてノロウイルスの検出状況が増加している場合などの各食品等事業者の事情に応じ判断すること．
　**ノロウイルスの無症状病原体保有者であることが判明した調理従事者等は，検便検査でノロウイルスを保有していないことが確認されるまでの間，食品に直接触れる調理作業を控えるなど適切な措置をとることが望ましい．

調理師役：調理実習当日は栄養士役の指示に従い，調理，供食サービス，後かたづけなどの作業を行う．栄養士役が試作，作業計画をしている時間は，媒体づくりなどをする．終了後，実際に調理作業に従事した立場から，評価を行う．

2) 実習日程

実習日程の例を表Ⅰ-1に示す．

表Ⅰ-1 実習日程の例（通年の場合）

実習回数	A-1班	A-2班	B-1班	B-2班
1	オリエンテーション（実習内容，方法，班編成）			
2	オリエンテーション（衛生管理の方法と実際）			
3	実習全体の献立計画（栄養目標量・食品構成）			
4	班ごとの献立計画と栄養価計算（PC利用）			
5	帳票類の記入方法などの説明（PC利用）			
6	試作①	演習	演習	演習
7	作計①	試作①	演習	演習
8	調実①	作計①	試作①	演習
9	記検①	調実①	作計①	試作①
10	試作②	記検①	調実①	作計①
11	作計②	試作②	記検①	調実①
12	調実②	作計②	試作②	記検①
13	記検②	調実②	作計②	試作②
14	試作③	記検②	調実②	作計②
15	作計③	試作③	記検②	調実②

実習回数	A-1班	A-2班	B-1班	B-2班
16	調実③	作計③	試作③	記検②
17	記検③	調実③	作計③	試作③
18	試作④	記検③	調実③	作計③
19	作計④	試作④	記検③	調実③
20	調実④	作計④	試作④	記検③
21	記検④	調実④	作計④	試作④
22	試作⑤	記検④	調実④	作計④
23	作計⑤	試作⑤	記検④	調実④
24	調実⑤	作計⑤	試作⑤	記検④
25	記検⑤	調実⑤	作計⑤	試作⑤
26	演習	記検⑤	調実⑤	作計⑤
27	演習	演習	記検⑤	調実⑤
28	演習	演習	演習	記検⑤
29	全体のまとめ，反省，検証			
30	検証に基づく修正・改善			

試作：p. 33～p. 40参照
作計：調理作業計画(発注・出庫計画を含む) p. 41～p. 50参照
調実：大量調理実習 p. 67～p. 111参照
記検：実習記録・検討 p. 112～p. 127参照
演習：媒体づくり p. 51～p. 55, 調査 p. 128～p. 144, 経営管理演習 p. 145～p. 152

3) 食事計画

食事計画の例を表Ⅰ-2に示す．

表Ⅰ-2 食事計画の例

食 数	100～150食	材料費	300～400円
献立形態	単一定食献立	1班の実習生数	20～22人（栄養士役 4～5人 / 調理師役 17～18人）
対象者	学生（18～22歳）		

給食費内訳例

項　　目	食材料費	経費			合　計
		試作費	消耗品費	検査料	
1食当たり(円)	356*	17	14	140	527
割　合(%)	68	3	3	26	100

*試作費を含む
p. 141参照

4) 調理実習当日の時間配分

表Ⅰ-3にその一例を示す．

I 給食運営管理実習オリエンテーション

表 I-3 調理実習の時間配分例

〈4コマ（1～4時限）の場合〉			〈2コマ（1, 2時限）の場合〉		
9:00	栄養士役 服装を整える・衛生チェック 出席確認	調理師役	早出準備（栄養士役） ・検収 ・出庫（調味料, 米, 乾物類） ・使用食器の準備（必要数を数える） ・下処理（献立により必要な場合） ・デザート調理（献立により必要な場合）		
	検収 出庫	喫食室準備			
10:00	調理作業指導 調整 点検表記録	調理作業		栄養士役	調理師役
			9:00	服装を整える 衛生チェック・出席確認	
			9:20	調理作業指導 調整 味つけ確認 点検表記録	調理作業
11:00	味つけ確認 盛りつけ指導 検食・保存食 点検表記録	盛りつけ台に 食器を準備 盛りつけ			
12:00	配膳・喫食 サービス	配膳・喫食 サービス かたづけ	10:30	盛りつけ台に 食器を準備 盛りつけ指導 検食・保存食 点検表記録	喫食室準備 盛りつけ
13:00	調理実習班喫食・休憩		11:00	配膳・喫食 サービス	配膳・喫食 サービス かたづけ
			11:30	調理実習班喫食・休憩	
14:00	後かたづけ 残食・残菜確認	後かたづけ 食器・器具洗浄 実習室・実習食堂清掃	11:50	後かたづけ 残食・残菜確認 点検表記録	後かたづけ 食器・器具 洗浄
				実習室・実習食堂清掃	
15:00	帳票整理 アンケート集計 清掃・元栓点検	後かたづけ 終了	12:50	清掃・元栓点検, 実習終了	
	実習のまとめ		次週 ・実習のまとめ ・帳票整理 ・アンケート集計 ・反省会		
16:00	反省会 実習終了				

5

Ⅱ 給食運営管理実習プロセス

＜1＞ 計 画（Plan）

1．給与栄養目標量の算出

　給与栄養目標量とは，給食で提供する1人当たりの栄養量である．

　一般的には給食対象者の性，年齢，身体活動レベル別の人員構成から，「日本人の食事摂取基準（2025年版）」を基に1日1人当たりの荷重平均を算出して目標量とする．

　学内実習の給与栄養目標量の算出に当たっては，対象者が学生であるので，18～29歳代の食事摂取基準を参照して使用する場合と，荷重平均を算出する場合とがある．

　昼食1食分の栄養目標量は，対象者の身体活動の状態や食習慣の実態を考慮して，3食均等配分する1日の1/3（朝食1/3，昼食1/3，夕食1/3）の場合と，朝食を少し軽くする1日の3/8（朝食2/8，昼食3/8，夕食3/8）の場合がある．

　ここでは，食事摂取基準の荷重平均値を算出し1/3を給与栄養目標量とした例を示す．

　表Ⅱ-1-1に18～29歳女性を対象にした場合（身体活動レベルⅠ：Ⅱ＝3：7）と，18～29歳男性と女性を対象にした場合（男性：女性＝3：7）の例を示す．

　栄養素などはエネルギー，たんぱく質，脂質（総脂質），ビタミンA，ビタミンB_1，ビタミンB_2，ビタミンC，カルシウム，鉄，食物繊維，食塩相当量の11種類について算出した．

　18～29歳の食事摂取基準の抜粋を表Ⅱ-1-2～4に示す．

(1) エネルギーは「推定エネルギー必要量」（付表，p.155）から荷重平均エネルギー量を算出し，端数はある程度の数字に丸めた例（例1，例2）を示した．なお，2025年版の食事摂取基準では，エネルギー摂取量の過不足の評価にはBMIを用いるとされている．18～49歳の目標とするBMIの範囲は18.5～24.9 kg/m^{2}である．

(2) たんぱく質は「推奨量（RDA）」を参考に，対象者の栄養摂取の現状を考慮し，目標量13～20％エネルギーの範囲内のエネルギー比15％で算出した．

(3) 脂質は，目標量20～30％エネルギーの範囲内の25％で算出した．

(4) ビタミンA，ビタミンB_1，ビタミンB_2，ビタミンC，カルシウム（例3），鉄は「推奨量（RDA）」を用いて荷重平均を算出した．

(5) 食物繊維，食塩相当量は「目標量（DG）」になるよう算出した．

Ⅱ 給食運営管理実習プロセス

表Ⅱ-1-1 給与栄養目標量算出例（18～29歳女性のみと男女共学の学生を対象とした場合）

対象例 \ 栄養素等		エネルギー kcal	たんぱく質 (15%) g	脂質 (25%) g	食物繊維 g	カルシウム mg	鉄 mg	ビタミン AμgRAE	B₁ mg	B₂ mg	C mg	食塩相当量 g
女性のみの場合	1日	1,875	70	52	18以上	650	10.0	650	0.8	1.2	100	6.5未満
男女共学の場合	1日	2,060	77	57	19以上	695	9.1	710	0.9	1.3	100	6.8未満
女性のみの場合 1/3	昼食	630	23	17	6以上	220	3.3	217	0.3	0.4	33	2.2未満
男女共学の場合 1/3	昼食	690	26	19	6.3以上	230	3.0	237	0.3	0.4	33	2.3未満

＊ エネルギーについては，女性のみと男女共学の場合の荷重平均値の差は約60 kcalであるが，別献立を立てるのではなく，主食の盛りつけ量で調整する．

表Ⅱ-1-2 推定エネルギー必要量（kcal/日）

年齢(歳)	性別	身体活動レベル 低い(Ⅰ)	ふつう(Ⅱ)
18～29	男性	2,250	2,600
	女性	1,700	1,950

表Ⅱ-1-3 食物繊維・食塩相当量摂取基準

年齢(歳)	性別	食物繊維 (g/日) DG	食塩相当量 (g/日) EAR	DG
18～29	男性	20以上	1.5	7.5未満
	女性	18以上	1.5	6.5未満

表Ⅱ-1-4 ビタミン・ミネラルの食事摂取基準

年齢(歳)	性別	ビタミンA (μgRAE/日) EAR	RDA	UL	ビタミンB₁ (mg/日) EAR	RDA	ビタミンB₂ (mg/日) EAR	RDA	ビタミンC (mg/日) EAR	RDA	カルシウム (mg/日) EAR	RDA	UL	鉄 (mg/日) EAR	RDA
18～29	男性	600	850	2,700	0.8	1.1	1.3	1.6	80	100	650	800	2,500	5.5	7.0
	女性	450	650	2,700	0.6	0.8	1.0	1.2	80	100	550	650	2,500	7.0	10.0

例1 給与栄養目標量算出例（18～29歳女性のみの場合）

年齢	身体活動レベル	a 1人1日当たり食事摂取基準量	b 対象者数	a×b エネルギー kcal
18～29	Ⅰ	1,700	30	51,000
	Ⅱ	1,950	70	136,500
	Ⅲ	2,250		
合計			100	187,500
荷重平均値			—	1,875
昼食1食当たり 1/3			—	630

＊エネルギーは1日1,875 kcal，昼食1食は丸めて630 kcalとした．

例2 給与栄養目標量算出例（18～29歳男女共学の場合）

年齢	身体活動レベル	男性 a 1人1日当たり食事摂取基準量	b 対象者数	a×b エネルギー kcal	女性 a 1人1日当たり食事摂取基準量	b 対象者数	a×b エネルギー kcal
18～29	Ⅰ	2,250	10	22,500	1,700	20	34,000
	Ⅱ	2,600	20	52,000	1,950	50	97,500
	Ⅲ	3,000			2,250		
小計			30	74,500		70	131,500
合計						100	206,000
荷重平均値						—	2,060
昼食1食当たり 1/3						—	690

＊エネルギーは1日2,060 kcal，昼食1食690 kcalとした．

例3 カルシウム荷重平均算出例（18～29歳男女共学の場合）

性別	a 1人1日当たり食事摂取基準量	b 対象者数	a×b
男性	800	30	24,000
女性	650	70	45,500
合計		100	69,500
荷重平均値	—		695
昼食1食当たり 1/3	—		230

演習 1 各施設の給与栄養目標量を算出してみましょう．

給与栄養目標量算出表

栄養素等 実習対象者の場合		エネルギー kcal	たんぱく質 g	脂質 20～30%	食物繊維 g	カルシウム mg	鉄 mg	ビタミン				食塩相当量 g
								AμgRAE	B₁mg	B₂mg	Cmg	
食事摂取基準量	1日											
給与栄養目標量	昼食											

2．食品群別荷重平均成分表作成

　食品構成表を作成する時，食品群別の栄養成分値が必要である．給食現場では，施設により給食の目的，規模，喫食者の年齢や嗜好，またその地域の食品流通の状況などが異なるので，使用食品の種類や使用重量がさまざまである．そこで，各施設ごとにその施設の食品の使用実績に基づいて，食品群別荷重平均成分値を算出し，それを用いて食品構成を作るのが望ましい．

　表Ⅱ-1-5 はいも類の例である．いも類には皮などの廃棄部分があるので，1年間の各食品の使用重量を合計してから，廃棄部分を差し引いた可食部分のみの重量で，使用構成比率を算出する．表Ⅱ-1-6 の肉類の例は，100%可食部分なので使用重量そのままでよい．

　表Ⅱ-1-7 は食品を 15 群に分類した荷重平均食品成分表の一例である．

　表Ⅱ-1-8 は表Ⅱ-1-7 を算出した食品群別の食品構成割合である．

表Ⅱ-1-5　いも類の荷重平均成分値算出例（廃棄部分がある場合）

使用食品	1年間総使用量 kg	1年間純使用量 kg	使用構成比率 %	100g構成重量	エネルギー kcal	たんぱく質 g	脂質 g	炭水化物 g	食物繊維 g	カルシウム mg	鉄 mg	AμgRAE	B₁mg	B₂mg	Cmg	食塩相当量 g
じゃがいも-生	80.1	72.1	54	54	41	0.9	0.1	9.5	0.7	2	0.2	0	0.05	0.02	19	0.0
さつまいも（皮つき）-生	25.2	22.7	17	17	24	0.2	0.1	5.6	0.5	7	0.1	1	0.02	0.00	4	0.0
板こんにゃく（精粉こんにゃく）	17.4	17.4	13	13	1	0.0	0.0	0.3	0.3	6	0.1	0	0.00	0.00	0	0.0
さといも-冷凍	9.4	9.4	7	7	4	0.2	0.0	1.1	0.1	1	0.0	0	0.00	0.00	0	0.0
じゃがいもでん粉	6.7	6.7	5	5	17	0.0	0.0	4.1	0.0	1	0.0	0	0.00	0.00	0	0.0
こんにゃく・しらたき	4.0	4.0	3	3	0	0.0	0.0	0.1	0.1	2	0.0	0	0.00	0.00	0	0.0
普通はるさめ-乾	0.1	0.1	1	1	4	0.0	0.0	0.9	0.0	0	0.0	0	0.00	0.00	0	0.0
合計	142.9	132.4	100	100	92	1.3	0.2	21.6	1.7	19	0.4	1	0.07	0.02	23	0.0

表Ⅱ-1-6　肉類の荷重平均成分値算出例（廃棄部分がない場合）

使用食品	1年間総使用量 kg	1年間純使用量 kg	使用構成比率 %	100g構成重量	エネルギー kcal	たんぱく質 g	脂質 g	炭水化物 g	食物繊維 g	カルシウム mg	鉄 mg	AμgRAE	B₁mg	B₂mg	Cmg	食塩相当量 g
若鶏・もも（皮つき）-生	50.6	50.6	26	26	53	4.3	3.7	0.0	0.0	1	0.2	10	0.03	0.04	1	0.1
豚・もも・脂身つき-生	48.5	48.5	25	25	46	5.1	2.6	0.1	0.0	1	0.2	1	0.23	0.05	0	0.0
豚・ひき肉-生	23.3	23.3	12	12	28	2.1	2.1	0.0	0.0	1	0.1	1	0.08	0.03	0	0.0
交雑牛肉・もも・脂身つき-生	15.6	15.6	8	8	27	1.3	2.3	0.0	0.0	0	0.2	0	0.01	0.01	0	0.0
豚・ばら・脂身つき-生	9.8	9.8	5	5	20	0.7	1.8	0.0	0.0	0	0.0	1	0.03	0.01	0	0.0
若鶏・ひき肉-生	9.7	9.7	5	5	9	0.9	0.6	0.0	0.0	0	0.0	0	0.01	0.01	0	0.0
交雑牛肉・ばら・脂身つき-生	9.7	9.7	5	5	24	0.6	2.2	0.0	0.0	0	0.1	0	0.00	0.01	0	0.0
牛・肝臓-生	9.6	9.6	5	5	7	1.0	0.2	0.2	0.0	0	0.2	55	0.01	0.15	2	0.0
牛・ひき肉-生	7.8	7.8	4	4	11	0.7	0.8	0.0	0.0	0	0.1	0	0.00	0.01	0	0.0
若鶏・ささ身-生	3.9	3.9	2	2	2	0.5	0.0	0.0	0.0	0	0.0	0	0.00	0.00	0	0.0
ハム（豚）・ロース	3.7	3.7	2	2	4	0.3	0.3	0.0	0.0	0	0.0	0	0.01	0.00	0	0.1
ベーコン（豚）	1.9	1.9	1	1	4	0.1	0.4	0.0	0.0	0	0.0	0	0.00	0.00	0	0.0
合計	194.1	194.1	100	100	235	17.6	17.0	0.3	0.0	3	1.1	71	0.40	0.32	4	0.2

表Ⅱ-1-7　食品群別荷重平均成分表例

	食品群	エネルギー kcal	たんぱく質 g	脂質 g	炭水化物 g	食物繊維 g	カルシウム mg	鉄 mg	ビタミン A μgRAE	ビタミン B₁ mg	ビタミン B₂ mg	ビタミン C mg	食塩相当量 g
1	穀類	354	6.6	1.1	75.6	0.8	7	0.8	0	0.08	0.02	0	0.1
2	いも類	92	1.3	0.2	21.6	1.7	19	0.4	1	0.07	0.02	23	0.0
3	砂糖類	371	0.0	0.0	95.6	0.1	2	0.0	0	0.00	0.00	1	0.0
4	豆類	99	8.4	6.2	2.3	1.0	104	1.3	0	0.07	0.04	0	0.1
5	種実類	599	20.3	54.2	18.5	12.6	1200	9.9	1	0.49	0.23	0	0.0
6	緑黄色野菜類	32	1.5	0.2	7.0	2.4	47	1.0	307	0.08	0.10	31	0.0
7	その他の野菜類	33	1.6	0.3	7.4	2.4	23	0.4	6	0.06	0.06	12	0.0
8	果実類	56	0.8	0.1	14.2	1.1	15	0.2	21	0.06	0.02	33	0.0
9	海藻類	138	9.9	1.9	54.7	47.6	731	4.8	455	0.22	0.55	14	9.4
10	魚介類	162	20.6	7.7	0.7	0	39	0.8	24	0.14	0.20	1	0.6
11	肉類	235	17.6	17.0	0.3	0	3	1.1	71	0.40	0.32	4	0.2
12	卵類	151	12.3	10.3	0.3	0	51	1.8	150	0.06	0.43	0	0.4
13	乳類	100	6.5	5.0	7.0	0	206	0.1	51	0.05	0.24	1	0.4
14	油脂類	910	0.0	98.8	0.0	0.0	1	0.0	33	0.00	0.00	0	0.1
15	調味料類	170	6.9	6.6	16.5	0.7	30	1.1	6	0.03	0.09	1	12.4

表Ⅱ-1-8　食品群別の食品構成割合例

	食品群	食品割合 %
1	穀類	精白米 86，食パン 5，マカロニ 4，薄力粉 3，そうめん 1，ぎょうざの皮 1
2	いも類（でん粉類含む）	じゃがいも 54，さつまいも 17，板こんにゃく 13，さといも（冷凍）7，でん粉類 5，しらたき 3，はるさめ 1
3	砂糖類（甘味類含む）	上白糖 93，いちごジャム 7
4	豆類	木綿豆腐 83，ゆで大豆 6，生揚げ 4，油揚げ 3，豆乳 2，凍り豆腐 1，きな粉 1
5	種実類	いりごま 100
6	緑黄色野菜類	にんじん 22，ほうれんそう 14，トマト 12，かぼちゃ 12，こまつな 10，ブロッコリー 5，チンゲンサイ 5，青ピーマン 4，トマト缶詰 3，さやいんげん 3，ミニトマト 2，サニーレタス 2，しゅんぎく 2，葉ねぎ 1，にら 1，かいわれだいこん 1，さやえんどう 1
7	その他の野菜類（きのこ類含む）	たまねぎ 24，だいこん 12，きゅうり 11，キャベツ 8，しめじ 6，はくさい 5，スイートコーン（冷凍）5，りょくとうもやし 5，ごぼう 4，なす 3，レタス 3，グリンピース（冷凍）2，根深ねぎ 2，たけのこ 2，だいずもやし 2，れんこん 2，えのきたけ 1，マッシュルーム 1，セロリー 1，乾しいたけ 1
8	果実類	うんしゅうみかん 17，オレンジジュース 14，キウイフルーツ 10，みかん缶詰 8，いちご 8，オレンジ 7，グレープフルーツ 7，バナナ 7，かき 6，りんご 6，パインアップル缶詰 5，もも缶詰 3，干しぶどう 1，レモン果汁 1
9	海藻類	乾燥わかめ 45，干しひじき 35，寒天 18，のり 1，こんぶ 1
10	魚介類	さば 32，しろさけ 22，あじ 14，しばえび 12，するめいか 5，さわら 5，しらす干し 3，蒸しかまぼこ 3，焼き竹輪 2，たら 2
11	肉類	鶏もも 26，豚もも 25，豚ひき肉 12，牛もも 8，豚ばら 5，鶏ひき肉 5，牛ばら 5，牛レバー 5，牛ひき肉 4，鶏ささみ 2，ロースハム 2，ベーコン 1
12	卵類	鶏卵 100
13	乳類	普通牛乳 50，プレーンヨーグルト 29，低脂肪乳 8，プロセスチーズ 8，脱脂粉乳 5
14	油脂類	調合油 78，ごま油 8，オリーブ油 7，有塩バター 3，無塩バター 2，マーガリン 2
15	調味料類（し好飲料類含む）	濃口しょうゆ 18，風味調味料 13，本醸造酒 13，穀物酢 10，淡色辛みそ 9，淡口しょうゆ 8，みりん 5，マヨネーズ 4，ドレッシング 4，カレールー 4，ケチャップ 4，ピューレー 3，コンソメ 3，赤ワイン 1，ウスターソース 1

各施設の昨年の使用重量を食品群別に集計して荷重平均成分値を算出してみましょう．

荷重平均成分値算出用紙

使用食品	1年間総使用量 kg	1年間純使用量 kg	使用構成比率%	100%構成重量g	エネルギー kcal	たんぱく質 g	脂質 g	食物繊維 g	カルシウム mg	鉄 mg	ビタミン A μgRAE	B₁mg	B₂mg	Cmg	食塩相当量 g
合計			100	100											

各施設の使いやすい食品分類で，荷重平均成分表を完成してみましょう．

食品群別荷重平均成分表作成用紙

食品群		エネルギー kcal	たんぱく質 g	脂質 g	食物繊維 g	カルシウム mg	鉄 mg	ビタミン A μgRAE	B₁mg	B₂mg	Cmg	食塩相当量 g

10

3．食品構成表作成

　食品構成とは，給与栄養目標量を満たすために1日または1回の，食品群別給与重量を決めることをいう．

　学内実習のように，昼食1回分の食品構成が必要な場合は，1日分の食品構成を作成して，その数値を3食に配分する方法と，献立作成時の一定期間内での食品の使用パターンを考慮して，昼食分のみを作成する方法がある．

＜学内実習用食品構成作成例＞

　給与栄養目標量に基づき(p.7)，食品群別荷重平均成分表(p.9)を用いて，昼食1回分の食品構成作成手順を示す（**表Ⅱ-1-9** の手順参照）．

　学内実習は前期8回，後期8回，計16回実施するものとする．作成に当たっては，まず栄養比率を設定する．

　　　　穀類エネルギー比　　50%（45～60%）
　　　　動物性たんぱく質比　50%（40～50%）
　　　　脂質エネルギー比　　25%（20～30%）

＜1＞　穀類エネルギー比（50%）より穀類の純使用量を決める．
　　　　640 kcal×0.5＝320 kcal
　　　　320 kcal÷354 kcal×100≒90 g
　　　　　　　（穀類のエネルギー量100 g当たり354 kcal）

＜2＞　動物性たんぱく質比（50%）より動物性食品の純使用量を決める．
　　　　24 g×0.5＝12.0 g‥‥‥魚介類，肉類，卵類，乳類より摂る．
　　　この場合，18～20歳代の嗜好，栄養，材料費などを考慮して，実習16回の主菜に使う食品の回数を設定する．例えば，魚6回，肉6回，卵2回，大豆製品2回とした時，魚の1回使用量を70 gと考えると，70 g×6回÷16回≒25 gとなる．
　　　肉も同様の方法で決める．卵は主菜だけでなく，副菜にも使用することを考慮する．乳類は昼食1回食なので，飲用の牛乳は除き，料理に使用する乳類とする（チーズ，ヨーグルト，スキムミルクなど）．

＜3＞　植物性食品の純使用量を決める．
　　　　植物性食品より摂取するたんぱく質量は，以下のようになる．
　　24 g－5.9 g（穀類のたんぱく質量）－12.1 g（動物性食品のたんぱく質量）＝6.0 g
　　　　植物性食品の使用量は1日必要量の1／3を目安とする．1日量は豆類50～100 g，緑黄色野菜140 g，その他の野菜（きのこ類含む）280 g，いも類50～100 g，果実類100～200 gと考える．

＜4＞　＜1＞＜2＞＜3＞の小計を出す．

＜5＞　脂質エネルギー比，炭水化物エネルギー比を考慮して，不足のエネルギーを油脂類，砂糖類から摂れるように純使用量を決める．

＜6＞　エネルギーおよび栄養素の総合計を出し，%エネルギーを算出して，目標量と照合する．

●栄養比率の計算方法　　　　　　　　　　　　　　　　　　　　　　　　　　　（目標量%）

$$たんぱく質エネルギー比率(\%) = \frac{たんぱく質(g) \times 4(kcal/g)}{総エネルギー(kcal)} \times 100 \qquad (13 \sim 20)$$

$$脂質エネルギー比率(\%) = \frac{脂質(g) \times 9(kcal/g)}{総エネルギー(kcal)} \times 100 \qquad (20 \sim 30)$$

$$炭水化物エネルギー比率(\%) = \frac{炭水化物(g) \times 4(kcal/g)}{総エネルギー(kcal)} \times 100 \qquad (50 \sim 65)$$

$$穀類エネルギー比率(\%) = \frac{穀類エネルギー(kcal)}{総エネルギー(kcal)} \times 100 \qquad (45 \sim 60)$$

$$動物性たんぱく質比率(\%) = \frac{動物性たんぱく質(g)}{総たんぱく質(g)} \times 100 \qquad (40 \sim 50)$$

表Ⅱ-1-9　食品構成作成表

手順	食品群	純使用量 g	エネルギー kcal	たんぱく質 g	脂質 g	炭水化物 g
<1>	穀類	90	319	5.9	1.0	68.0
<2>	魚介類	25	41	5.2	1.9	0.2
	肉類	25	59	4.4	4.3	0.1
	卵類	10	15	1.2	1.0	0.0
	乳類	20	20	1.3	1.0	1.4
	動物性食品計	80	135	12.1	8.2	1.7
<3>	豆類	25	25	2.1	1.6	0.6
	いも類	30	28	0.4	0.1	6.5
	緑黄色野菜類	50	16	0.8	0.1	3.5
	その他の野菜類	100	33	1.6	0.3	7.4
	果実類	50	28	0.4	0.1	7.1
	海藻類	2	3	0.2	0.0	1.1
	植物性食品計	257	133	5.5	2.2	26.2
<4>	上記小計	427	587	23.5	11.4	95.9
<5>	砂糖類	5	19	0.0	0.0	4.8
	油脂類	5	46	0.0	4.9	0.0
	種実類	1	6	0.2	0.5	0.2
<6>	総合計	438	658	23.7	16.8	100.9
	%エネルギー			14.4	23.0	61.3
	%エネルギー目標量			13～20	20～30	50～65
	穀類エネルギー比率%		48.5	動物性たんぱく質比率%		51.1

<食品構成の目安>

1食分の献立を作成する場合，表Ⅱ-1-10のような目安量で考えるとわかりやすい．

表Ⅱ-1-10 献立作成時の食品構成の目安

食品群		純使用量 g	合計 g	使用時の目安
たんぱく質源食品	魚介類 肉類 卵類 乳類 豆類	25 25 10 20 25	100	主菜用食品の1回使用量は，50～70gを目安とする
ビタミンミネラル源食品	緑黄色野菜類 その他の野菜類 いも類 海藻類 果実類	50 100 30 2 50	230以上	いも類・果実類を使わない時は，野菜をその重量分増やすのが望ましい
エネルギー源食品	穀類 砂糖類 油脂類 種実類	90 5 5 1		主食の米の目安は80～90g 砂糖類は調味料，デザート用含む
1回の副食（おかず）材料重量は，300～400gを目安とする				

演習 4 食品構成表を作成してみましょう．

食品構成作成表

手順	食品群	純使用量 g	エネルギー kcal	たんぱく質 g	脂 質 g	炭水化物 g
<1>	穀類					
<2>	魚介類 肉類 卵類 乳類					
	動物性食品計					
<3>	豆類 いも類 緑黄色野菜類 その他の野菜類 果実類 海藻類					
	植物性食品計					
<4>	上記小計					
<5>	砂糖類 油脂類 種実類					
<6>	総合計					
	％エネルギー					
	％エネルギー目標量					
	穀類エネルギー比率％		動物性たんぱく質比率％			

4．献立計画

食品構成基準をもとに，実習期間内の献立計画を行う．喫食者の嗜好，季節感，予算などを配慮して，変化ある献立にする．

献立表(recipe)により，食品購入計画や調理作業計画が進行し，また，実施後は記録書や報告書となるので，その作成に当たっては，栄養，食品，価格，調理および調理機器，衛生など幅広い知識をもって進めることが大切である．

1) 献立の組み合わせ方の基本

献立は次のような組み合わせ方の基本に沿って進めるとわかりやすい．

❶ 基本型

主食・主菜・副菜1・副菜2・汁・デザートの6種類の組み合わせと考える．

主食…………ごはん，パン，麺など主にエネルギー源となる．
主菜…………副食(おかず)の中心になる料理で，主にたんぱく源食品(魚介類，肉類，卵類，大豆および大豆製品)を使った料理である．
副菜1………主にビタミン・ミネラル源となる野菜を使った料理で，主菜とのバランスを考えて組み合わせる．主菜のつけ合わせともなる．
副菜2………副菜1と同様，野菜を主材料にした料理であるが，食品構成を考慮して，できるだけ不足している野菜を補うように組み合わせる．
汁……………1品つけることによって献立が豊かになり，また汁の実を変えることによって季節感も出る．食品構成や他の料理との調和を考えて組み合わせる．
デザート……献立を豊かにし，食後の楽しみや満足感につながるものである．食品構成や材料費を考慮して組み合わせる．

基本の配置　　　　　　　　　　基本型の献立例

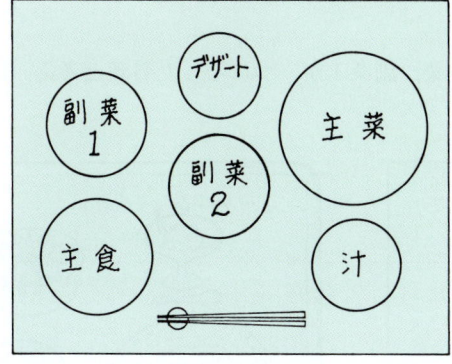
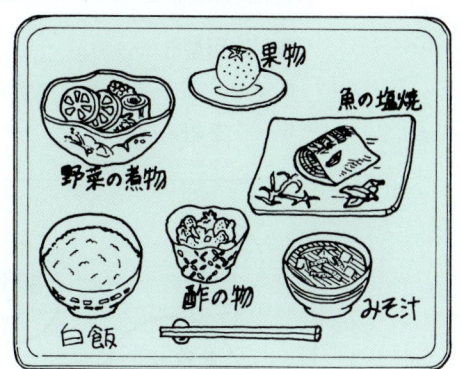

❷ 応用型1
　主菜にあたるたんぱく源食品と，副菜になる野菜類をいっしょに使った料理（例：肉じゃが・八宝菜）の場合は，主菜と副菜1が一つになった料理と考えて，他の4種類を組み合わせる．この場合も食品構成，味のバランスを考慮する．

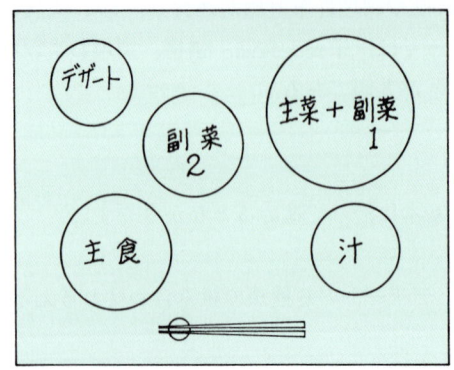
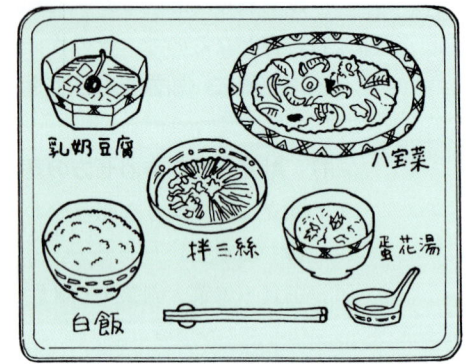

❸ 応用型2
　シチューのような料理は使用材料より，主菜と副菜1と汁が一つになった料理と考える．この場合主食，副菜2，デザートを組み合わせる．

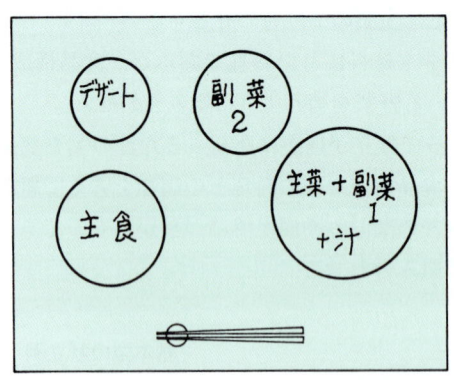
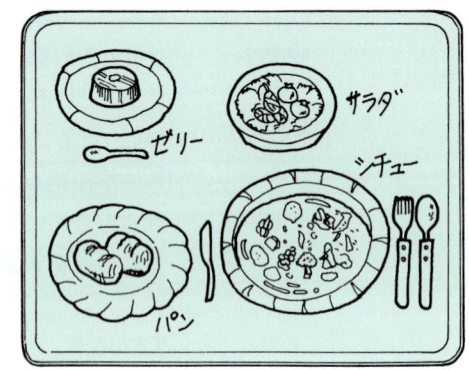

❹ 応用型3
　ピラフ，親子丼などは，主食と主菜，副菜1が一つになった料理と考え，副菜2，汁，デザートを組み合わせる．

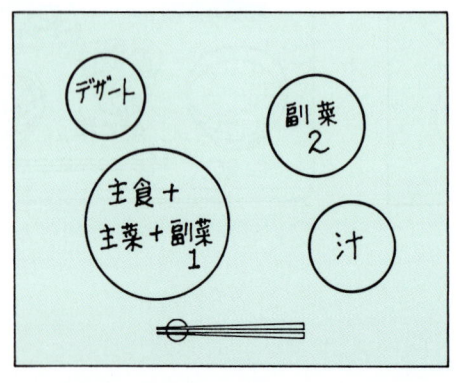
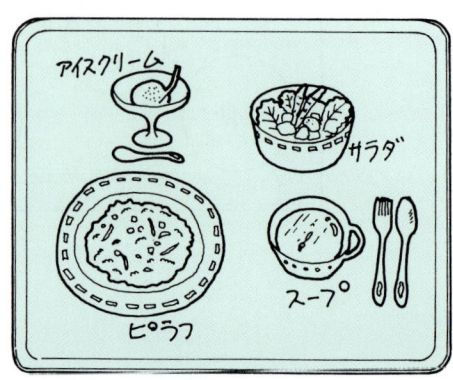

2) 献立作成の手順と留意点

❶ 献立計画作成

献立を変化あるものにするため，実習回数の中で，主食(ごはん，パン，麺類，変わりごはん)，主菜の食材料(魚介類，肉類，卵類，豆類)，料理法(煮物，焼物，揚げ物，蒸し物，炒め物，和え物など)，料理形態(和風，洋風，中華風)などが重複しないように，一覧表を作って計画を立てる．

前期 8 回(春から夏)，後期 8 回(秋から冬)，合計 16 回とした場合の例を表Ⅱ-1-11 に示す．

❷ 予定献立表作成

献立計画に沿って 1 回分ずつ，料理に適した食品，その重量，調味料とその重量を決め，予定献立表を作成する．表Ⅱ-1-12，13 に例を示す．

<予定献立表作成時の留意点>
- 給与栄養目標量に合うように(日差±10％以内)
- 食品構成の目安を参照(表Ⅱ-1-10, p. 13)
- 使用食品の種類と数
- 色彩(1 食分として，トレーにセットした状態で考える)
- 季節感(季節の食品，季節の料理)
- 主菜と副菜に使う食品の重複
- 味つけのバランス
- 切り方のバランス
- 食器の種類と盛りつけ効果(p. 95)
- 調理担当人数とできあがり時間
- 使用する調理機器(機器類の重複)
- 食品衛生上の安全性(とくに夏場は，さしみ，白和え，生卵などは避ける)
- 材料費

<予定献立表の書き方の留意点>
- 料理の記入順序は一定にする(例：主食，主菜，副菜 1，副菜 2，汁，デザートの順)
- 食品の記入順序は調理手順に合わせるほうがわかりやすい
- 食品材料の純使用量(可食量)は正確に書く
- 調味料使用量は重量(g)または調味率(％)で書き，「少々」と書かない(p. 40)
- 食品材料によっては，1 枚，1 尾，1 個，1 本と記入するほうが，調理上便利な場合もある

<献立作成の資料>

献立作成の資料として，調味料割合例，乾物類の重量増加，油の吸収率，冷凍食品・缶詰・びん詰の種類，魚介類・野菜類の出回り期を表Ⅱ-1-14～33(p. 21～30)に示した．

表Ⅱ-1-11　献立計画表

	1. 月 日(曜)	2. 月 日(曜)	3. 月 日(曜)	4. 月 日(曜)
主菜配分	魚　炒　中	肉　煮　洋	魚　焼　和	豆　炒　中
主食	白飯		豆ご飯	白飯
主菜	八宝菜	カレーライス	さわらの塩焼き	麻婆豆腐
副菜1			たけのことふきの煮物	
副菜2	春雨の中華サラダ	グリーンアスパラのサラダ	さやいんげんのごま和え	ほうれんそうともやしのナムル
汁	卵スープ		じゃがいものみそ汁	中華スープ（しいたけ・たけのこ）
デザート	杏仁豆腐	チーズケーキ	グレープフルーツ	ごまヨーグルト
	5. 月 日(曜)	6. 月 日(曜)	7. 月 日(曜)	8. 月 日(曜)
主菜配分	魚　揚　洋	肉　煮　和	卵　焼　洋	魚　揚　中
主食	白飯	白飯	白飯	白飯
主菜	白身魚のフライ(タルタルソース)	肉じゃが	スパニッシュオムレツ	あじの野菜あんかけ
副菜1	付け合せ（いんげんソテー・にんじんグラッセ）			
副菜2	コールスローサラダ	きゅうりとわかめの酢の物	ひじきのサラダ	涼拌茄子
汁	ビシソワーズ	沢煮椀	オニオンスープ	酸辣湯
デザート	オレンジ	水羊羹	ブラマンジェ	大学いも
	9. 月 日(曜)	10. 月 日(曜)	11. 月 日(曜)	12. 月 日(曜)
主菜配分	肉　焼　洋	卵　炒　和	魚　焼　洋	肉　焼　和
主食	白飯		パン	白飯
主菜	ハンバーグ	三色丼	さけのムニエル	豚肉のしょうが焼き
副菜1	付け合せ（クレソン・にんじんグラッセ）		付け合せ（キャベツのスープ煮・ピーマンのソテー）	ひじきの煮物
副菜2	ごぼうのサラダ	春菊としめじのからし和え	ポテトサラダ	なます
汁	かぼちゃのポタージュ	豚汁	きのこのスープ	豆腐のみそ汁
デザート	コーヒーゼリー	みつ豆	ワインゼリー	柿
	13. 月 日(曜)	14. 月 日(曜)	15. 月 日(曜)	16. 月 日(曜)
主菜配分	魚　揚　和	肉　焼　洋	豆　煮　和	肉　揚　中
主食	きのこご飯	白飯	白飯	白飯
主菜	さばの立田揚げ	ミートローフ	おでん風煮物	鶏のから揚げ
副菜1	根菜類の煮物	付け合せ（マッシュポテト・ミックスベジタブルソテー）		付け合せ（ゆでブロッコリー・だいこんの即席漬）
副菜2	こまつなのお浸し	大根のサラダ	ほうれんそうのごま和え	中華風和え物
汁	かきたま汁	コーンスープ	白菜のみそ汁	わかめスープ
デザート	りんご	チョコレートケーキ	白玉だんご	みかん

表Ⅱ-1-12　実施（予定）献立表

年　　月　　日　　曜　実施　　　　班名（　　　　　　　　）栄養士名（　　　　　　　　　）

料理名	食品名	重量(g)	調味率(%)	エネルギー(kcal)	たんぱく質(g)	脂質(g)	食物繊維(g)	カルシウム(mg)	鉄(mg)	ビタミンA(μgRAE)	ビタミンB₁(mg)	ビタミンB₂(mg)	ビタミンC(mg)	食塩相当量(g)
飯	こめ	80		286	4.9	0.7	0.4	4	0.6	0	0.06	0.02	0	0.0
さばの香味焼き	さば	60		148	12.4	10.1	0.0	4	0.7	22	0.13	0.19	1	0.2
	濃口しょうゆ	4	7	3	0.3	0.0	0.0	1	0.1	0	0.00	0.01	0	0.6
	みりん	1.5		4	0.0	0.0	0.0	0	0.0	0	0.00	0.00	0	0.0
	砂糖	1	2	4	0.0	0.0	0.0	0	0.0	0	0.00	0.00	0	0.0
	葉ねぎ	10		3	0.2	0.0	0.3	8	0.1	12	0.01	0.01	3	0.0
	しょうが	1		0	0.0	0.0	0.0	0	0.0	0	0.00	0.00	0	0.0
	青じそ	1		0	0.0	0.0	0.1	2	0.0	9	0.00	0.00	0	0.0
	油	2		18	0.0	2.0	0.0	0	0.0	0	0.00	0.00	0	0.0
	ししとう	10		3	0.2	0.0	0.4	1	0.1	4	0.01	0.01	6	0.0
	油	0.3		3	0.0	0.3	0.0	0	0.0	0	0.00	0.00	0	0.0
野菜の含め煮	れんこん	25		17	0.5	0.0	0.5	5	0.1	0	0.03	0.00	12	0.0
	乾しいたけ	2		4	0.4	0.1	0.8	0	0.0	0	0.01	0.03	0	0.0
	にんじん	10		4	0.1	0.0	0.2	3	0.0	69	0.00	0.01	1	0.0
	ごぼう	20		13	0.4	0.0	1.1	9	0.1	0	0.01	0.01	1	0.0
	砂糖	3	5	12	0.0	0.0	0.0	0	0.0	0	0.00	0.00	0	0.0
	淡口しょうゆ	4	6	2	0.2	0.0	0.0	1	0.0	0	0.00	0.00	0	0.6
	酒	2		2	0.0	0.0	0.0	0	0.0	0	0.00	0.00	0	0.0
	混合だし	30		1	0.1	0.0	0.0	1	0.0	0	0.00	0.00	0	0.0
	さやいんげん	10		2	0.2	0.0	0.2	5	0.1	5	0.01	0.01	1	0.0
こまつなのごま和え	こまつな	40		6	0.6	0.1	0.8	68	1.1	104	0.04	0.05	16	0.0
	りょくとうもやし	20		3	0.3	0.0	0.3	2	0.0	0	0.01	0.01	2	0.0
	ごま	3		18	0.6	1.6	0.4	36	0.3	0	0.01	0.01	0	0.0
	砂糖	2	3	8	0.0	0.0	0.0	0	0.0	0	0.00	0.00	0	0.0
	濃口しょうゆ	2	4	1	0.2	0.0	0.0	1	0.0	0	0.00	0.00	0	0.3
	混合だし	3		0	0.0	0.0	0.0	0	0.0	0	0.00	0.00	0	0.0
さつまいものみそ汁	さつまいも	30		40	0.4	0.1	0.7	11	0.2	1	0.03	0.01	9	0.0
	油揚げ	5		21	1.2	1.7	0.1	16	0.2	0	0.00	0.00	0	0.0
	葉ねぎ	3		1	0.1	0.0	0.1	2	0.0	4	0.00	0.00	1	0.0
	混合だし	120		2	0.4	0.0	0.0	4	0.0	0	0.01	0.00	0	0.1
	淡色辛みそ	6	5	12	0.8	0.4	0.3	6	0.2	0	0.00	0.01	0	0.7
果物	みかん	50		23	0.4	0.1	0.5	11	0.1	42	0.05	0.02	16	0.0
	合計			662	24.5	17.2	7.1	200	4.2	272	0.43	0.42	67	2.6
	目標量			640	24.0	18.0	6.0	220	3.5	217	0.40	0.40	33	2.2
	過不足＋−			22	0.5	−0.8	1.1	−20	0.7	55	0.03	0.02	34	0.4

表Ⅱ-1-13 実施（予定）献立表

年　　月　　日　　曜　　実施（　　）　　班名　　　　　　　　栄養士名（　　　　　　　）

料理名	食品コード（スフ列）	食品名	重量(g)	エネルギー(kcal)	蛋白質(g)	脂質(g)	食物繊維総量(g)	カルシウム(mg)	鉄(mg)	レチノール活性当量(μgRAE)	ビタミンB₁(mg)	ビタミンB₂(mg)	ビタミンC(mg)	食塩相当量(g)
飯	1083	米・精白米（水稲）	80	286	4.9	0.7	0.4	4	0.6	0	0.06	0.02	0	0.0
さばの香味焼き	10154	さば・まさば－生	60	148	12.4	10.1	0.0	4	0.7	22	0.13	0.19	1	0.2
	17007	こいくちしょうゆ	4	3	0.3	0.0	0.0	1	0.1	0	0.00	0.01	0	0.6
	16025	みりん・本みりん	1.5	4	0.0	0.0	0.0	0	0.0	0	0.00	0.00	0	0.0
	3003	車糖・上白糖	1	4	0.0	0.0	0.0	0	0.0	0	0.00	0.00	0	0.0
	6227	葉ねぎ・葉－生	10	3	0.2	0.0	0.3	8	0.1	12	0.01	0.01	3	0.0
	6103	しょうが・塊茎－生	1	0	0.0	0.0	0.0	0	0.0	0	0.00	0.00	0	0.0
	6095	しそ・葉－生	1	0	0.0	0.0	0.1	2	0.0	9	0.00	0.00	0	0.0
	14006	調合油	2	18	0.0	2.0	0.0	0	0.0	0	0.00	0.00	0	0.0
	6093	ししとう・果実－生	10	3	0.2	0.0	0.4	1	0.1	4	0.01	0.01	6	0.0
	14006	調合油	0.3	3	0.0	0.3	0.0	0	0.0	0	0.00	0.00	0	0.0
野菜の含め煮	6317	れんこん・根茎－生	25	17	0.5	0.0	0.5	5	0.1	0	0.03	0.00	12	0.0
	8013	しいたけ・乾しいたけ－乾	2	4	0.4	0.1	0.8	0	0.0	0	0.01	0.03	0	0.0
	6214	にんじん・根、皮むき－生	10	4	0.1	0.0	0.2	3	0.0	69	0.01	0.01	1	0.0
	6084	ごぼう・根－生	20	13	0.4	0.0	1.1	9	0.1	0	0.01	0.01	1	0.0
	3003	車糖・上白糖	3	12	0.0	0.0	0.0	0	0.0	0	0.00	0.00	0	0.0
	17008	うすくちしょうゆ	4	2	0.2	0.0	0.0	1	0.0	0	0.00	0.00	0	0.6
	16003	清酒・本醸造酒	2	2	0.1	0.0	0.0	0	0.0	0	0.00	0.00	0	0.0
	17021	かつお・昆布だし	30	1	0.1	0.0	0.0	1	0.0	0	0.00	0.00	0	0.0
	6010	さやいんげん・若ざや－生	10	2	0.2	0.0	0.2	5	0.1	5	0.01	0.01	1	0.0
ごまつなのごま和え	6086	こまつな・葉－生	40	6	0.6	0.1	0.8	68	1.1	104	0.04	0.05	16	0.0
	6291	もやし・りょくとうもやし－生	20	3	0.3	0.0	0.3	2	0.2	2	0.01	0.01	2	0.0
	5018	ごま－いり	3	18	0.6	1.6	0.4	36	0.3	0	0.01	0.01	0	0.0
	3003	車糖・上白糖	2	8	0.0	0.0	0.0	0	0.0	0	0.00	0.00	0	0.0
	17007	こいくちしょうゆ	2	1	0.2	0.0	0.0	1	0.0	0	0.00	0.01	0	0.3
	17021	かつお・昆布だし	3	0	0.0	0.0	0.0	0	0.0	0	0.00	0.00	0	0.0
さつまいものみそ汁	2006	さつまいも－生	30	40	0.4	0.1	0.7	11	0.2	1	0.03	0.01	9	0.0
	4040	油揚げ	5	21	1.2	1.7	0.1	16	0.2	0	0.00	0.00	0	0.0
	6227	葉ねぎ・葉－生	3	1	0.1	0.0	0.1	2	0.0	4	0.00	0.00	1	0.0
	17021	かつお・昆布だし	120	2	0.4	0.0	0.0	4	0.0	0	0.01	0.01	0	0.1
	17045	米みそ・淡色辛みそ	6	12	0.8	0.4	0.3	6	0.2	0	0.00	0.00	0	0.7
果物	7027	温州みかん・じょうのう普通	50	23	0.4	0.1	0.5	11	0.1	42	0.05	0.02	16	0.0
合計				662	24.5	17.2	7.1	200	4.2	272	0.43	0.42	67	2.6

栄養計算ツールを使った一例

表Ⅱ-1-14　ご飯物の種類と調味料の割合　　　　　　（米の重量に対する％）

分類	種類	入れる材料	材料	塩	備考
塩ご飯	青豆ご飯	えんどう，枝豆，そら豆	20〜40	1.2〜1.5	
	赤飯	小豆，ささげ	乾物10〜20	0.8〜1.2	あとでごま塩使用の場合1
	炊きおこわ	小豆，ささげ	乾物10〜20	0.8〜1.2	もち米：うるち米＝2：1
	くり飯	むきぐり	30〜50	0.8〜1.2	
	いも飯	さつまいも，さといも	50〜70	0.8〜1.2	
	菜飯	だいこん葉，かぶ葉，こまつな	原料で15	0.8〜1.2	

分類	種類	入れる材料	材料	しょうゆ	塩	酒
しょうゆご飯	茶飯	せん茶，ほうじ茶	4	7		3
	たけのこ飯	ゆでたけのこ	40〜50	4	0.2	6〜7
	まつたけ飯	まつたけ	30	4	0.2	6〜7
	きのこ飯	しめじ，しいたけ，まいたけ	30〜50	4	0.2	5
	かき飯☆	むきかき	40〜60	4	0.3	6〜7
	あさり飯☆	むきあさり	40〜60	4	0.3	6〜7
	とり飯☆	鶏肉，野菜類	30〜70	4	0.3	6〜7
	五目飯☆	にんじん，こんにゃく，揚げなど	50〜100	4	0.3	6〜7
	山菜おこわ☆	わらび，ぜんまいの水煮	30〜70	4	0.3	6〜7

入れる材料を下煮する調味料は別である．☆好みにより，みりんを使用してもよい

分類	種類		入れる材料	酢	塩	砂糖	備考
すしご飯	たきこみ		にんじん，ごぼう	10〜15	1〜1.5	5	地方によって多少の差あり
	かけ酢	魚すし	あなご，えびなど	13〜14	1〜1.5	0〜2	
		巻すし	かんぴょう，みつば，卵	10〜14	1	2〜4	
		いなり	油揚げ，ごま	12	1	2〜5	
		ちらし	ごぼう，にんじん，卵	12	1	2〜5	

分類	種類	入れる材料	材料	塩	しょうゆ	油	砂糖	酒	備考
その他	ピラフ	鶏肉，えび，ハム，たまねぎ，グリーンピース	40〜80	2		バター4〜8			ケチャップ25，カレー粉1〜1.5
	中華風菜飯	豚肉，こまつな，乾しいたけ，たけのこ，にんじん，しょうが	70〜120		8	3〜4	2		肉の下味(肉の)しょうゆ10　酒10
	炒飯	豚肉，ハム，たまねぎ，しいたけ，たけのこ，卵	30〜40	1		7〜8			
	親子丼	卵，鶏肉，たまねぎ，みつば	120〜150		10		4〜5	5	

表Ⅱ-1-15　煮物の種類と調味料の割合　　　　　　　　　　　　（材料の重量に対する%）

種類	だし汁	しょうゆ	塩	砂糖	みそ	酒	酢	適する材料
煮つけ(野菜)	10～50	5～10		0～5				
煮つけ(魚)	20～25	10～15		1～4		5～10		
煮つけ(大豆)	200～300	5～10		30				煮豆
煮つけ(乾物)	100～150	10～15		10～20				かんぴょう，切干しだいこん（もどした状態に対する割合）
旨煮	40～50	9～10		6～10		20		鶏肉，こんにゃく，野菜(筑前煮)
みそ煮	40～70			6～13	10～20	5～10		さば，だいこん，豚肉
青煮・白煮	30～50		1.5～2	5～6		5～10		ふき，さやえんどう，れんこん
砂糖煮	200～400		1	40～50				うずら豆，金時豆，花豆
佃煮	50	100		0～8			2.5	こんぶなど
含め煮	30～100	5～10	0～1	5～7				かぼちゃ，凍り豆腐，さといもなど
炒め煮	5～20	5～10		4～5		8		油8　ごぼう，じゃがいもなど

表Ⅱ-1-16　焼き物の種類と調味料の割合　　　　　　　　　　　（材料の重量に対する%）

種類	塩	しょうゆ	砂糖	酒	油	その他	適する材料
塩焼き	0.5～1						あじ，ぶり，さんま，いわし，さば，いかなど
照焼き		7～8	2.5～5			かたくり粉（たれの3）	ぶり，かつお，さけ，牛豚のレバーなど
つけ焼き		7～8	2.5～5		5～7		
かば焼き		7～8	2.5～5	5	5～7	小麦粉5　粉さんしょう	いわし，さんま，うなぎ，あなご
ムニエル	0.6～0.8				5～7	小麦粉10	したびらめ，あじなど
しょうが焼き		5～10		5	5～7	しょうが汁5	豚肉
ハンバーグステーキ	0.6～0.8				5～7		
だし巻き卵	0.5～0.6		0～5	3		だし汁（卵の15～30）	
薄焼き卵	0.5～0.6				3～5		
ホイル焼き	0.5～1					酒，しょうゆ，ゆず，レモン	さけ，白身魚

表Ⅱ-1-17 和え物の種類と調味料（和え衣）の割合　（和え種の重量に対する%）

種類	塩	しょうゆ	砂糖	酢	その他の調味料	適する材料
二杯酢		8〜10		8〜10		魚介類
白く仕上げる	1〜1.5			8〜10		魚介類
三杯酢	1〜1.5	1	3〜5	8〜10		魚介類，野菜類
白く仕上げる	0.8〜1		3〜5	8〜10		魚介類，野菜類
酢じょうゆ		6	0〜5	8〜10		魚介類，なべ物
ポン酢		7〜10			柑橘類果汁または酢7〜10，だし汁10	肉類，野菜類
ごま酢		7〜10	5〜8	8〜10	ごま5〜10，だし汁5	魚介類，野菜類
甘酢	0.8〜1		5〜10	8〜10		魚介類，野菜類
土佐酢	0.8〜1		1	8〜10	だし汁3〜5，かつおぶし1〜1.5	魚介類，野菜類
吉野酢	1〜1.5	1〜2	3〜5	8〜10	かたくり粉2（きゅうり，たでの葉）	魚介類，野菜類（緑酢・たで酢のベース）
黄身酢	1.5〜2		5	8〜10	かたくり粉1，卵黄10	魚介類，野菜類
みぞれ酢	0.8〜1	1〜2	3〜5	8〜10	だいこんおろし30	魚介類，野菜類
ナムル	0.8		1		ごま油2，白ごま4	野菜類，肉類
ごまみそ			6		辛みそ15，ごま10	魚介類，野菜類
田楽みそ			15〜20		辛みそ	豆腐，こんにゃく，いも類，魚介類
ゆずみそ			8〜10		甘みそ15〜20，みりん10，ゆず皮1〜2，ゆず汁10	野菜類，豆腐，こんにゃく
木の芽みそ			8〜10		甘みそ20，みりん5，木の芽2〜3，青よせ	野菜類，魚介類
しょうがみそ			3〜5		みそ20，しょうが3〜5	魚介類，野菜類
からしみそ			3〜6	8〜10	甘みそ20，みりん5，からし3〜6	肉類，魚介類，野菜類
白和え	0.8〜1		8〜10		豆腐30〜60，白みそ25，白ごま10	野菜類，こんにゃく
おろし和え	0.8〜1		5〜8		だいこんおろし20〜30	野菜類，果実類
卵の花和え	0.8〜1		5〜8		おから10	魚介類
からし和え		5〜8	0〜3		からし1〜3	野菜類
ごま和え		5〜8	3〜5		ごま8〜10	野菜類
ピーナッツバター和え		5〜8	3〜5	8	ピーナッツバター10〜15	野菜類，こんにゃく

表Ⅱ-1-18　サラダソースのバリエーション　　　（和え種の重量に対する％）

種類	酢	サラダ油	塩	しょうゆ	砂糖	その他の調味料	適する材料
フレンチドレッシング	4	6	0.3			こしょう	肉類，魚介類，野菜類
中華風ドレッシング	3	ごま油2		5	1	こしょう	肉類，魚介類，野菜類
和風ドレッシング	6	3～5	0.3	2		こしょう	肉類，魚介類，野菜類

種類	マヨネーズソース	からし	トマトケチャップ	その他の食品	適する材料
マヨネーズソース	10				肉類，魚介類，野菜類
タルタルソース	10	0.5～1		ゆで卵8，たまねぎ4，ピクルス4，パセリ0.5，こしょう	肉類，魚介類，野菜類
オーロラソース	10		2～4		肉類，魚介類，野菜類

表Ⅱ-1-19　汁物の種類と調味料の割合　　　（水量に対する％）

種類	塩	しょうゆ	みそ	その他	主な汁の実
清汁	0.5～0.6	1		汁の実は20～30	野菜，練り製品，鶏肉など
みそ汁			甘みそ8～10，辛みそ4～6	汁の実は40～50	野菜，大豆製品，海藻，きのこなど
かす汁			甘みそ5～10	酒かす10	魚類，こんにゃく，豆腐など
けんちん汁	0.4～0.6	3		汁の実80，油5	野菜，大豆製品
野菜汁	0.4～0.6	3～4		汁の実70	野菜
かきたま汁	0.5	2		かたくり粉1，卵8～10	野菜（青味）
カレー汁	0.8～1			カレー粉1，ルー3	野菜，肉類など
汁の実の少ないシチュー	0.8～1			汁の実50～60，ルー3	野菜，肉類など
ポタージュスープ	0.5～0.6				野菜
コンソメスープ	0.5～0.7				野菜
中華スープ	0.4～0.6	3～4			野菜，肉類など

表Ⅱ-1-20　汁の実の種類と割合　　　　　　　　　　　　　　　　　　　　　　　　　　　（水に対する%）

	種類		水に対する%	食品
主種	魚介類，鶏肉，卵類およびその製品		汁を主とした場合15～20，材料を主とした場合60～70	えび，いか，鶏肉，はまぐり，かき，かまぼこ，はんぺん，ちくわなど
	大豆製品，粉製品			豆腐，ゆば，凍り豆腐，そうめんなど
あしらい	野菜類		8～10	みつば，しゅんぎく，ほうれんそう，こまつな，青豆，さやいんげん，うど，たけのこ，さといもなど
	きのこ類		8～10	しいたけ，まつたけ，しめじ，えのきたけなど
	海藻類（乾）		3	わかめ，こんぶなど
吸口	各種		0.5～1	ゆずの皮，木の芽，粉さんしょう，しょうが，みょうがなど

表Ⅱ-1-21　卵の蒸し物の材料割合

種類	1人分の卵の目安量	だし汁	塩	淡口しょうゆ	砂糖
茶碗蒸し	約1/2個	卵の3～4倍	卵+だし汁の0.3～0.5%	卵+だし汁の1%	
卵豆腐	約1/2個	卵の1～1.5倍	卵+だし汁の0.3～0.5%	卵+だし汁の1%	
カスタードプリン	約1/2個	牛乳，卵の2～2.5倍			卵の25%

表Ⅱ-1-22　つけじょうゆの種類と調味料の割合　　　　　　　　　　　　　　　　　（材料の重量に対する%）

種類	しょうゆ	砂糖	みりん	だし汁	その他	適する材料
ごまじょうゆ	10	3			ごま10	魚介類，肉類，野菜類
しょうがじょうゆ	10				しょうが汁0.5～1	豆腐，魚介類
からしじょうゆ	10				からし2	肉類，魚介類
わさびじょうゆ	10				わさび2	刺し身，肉類，野菜類
だし割りじょうゆ	5			5		浸し物
砂糖じょうゆ	10	3～5				もち，だんご
しょうゆあん	5～6	1		75	かたくり粉3～4	豆腐，野菜，魚介類
甘酢あん	5	4		50	かたくり粉3，酢5，酒6	魚のから揚げ，油炒め

種類	酢	レモン汁	油	白ワイン	その他	適する材料
マリネ（魚）	7	7	28	4	塩1，砂糖1，にんにく	魚介類
マリネ（野菜）	6	6	20	4	塩1，砂糖1，にんにく	野菜類
南蛮漬け	15				塩0.1，しょうゆ10，砂糖5～10，赤唐からし	魚介類，野菜類，肉類

表Ⅱ-1-23 つけつゆ,かけつゆの種類と割合　　　　　（容積比）

種類	1人分の汁の目安量	だし汁	しょうゆ	みりん
天つゆ	60 ml	4	1	1
そばつゆ（うすい）	120 ml	4	1	0.5～1
そばつゆ（濃い）	120 ml	3	1	0.5～1
かけうどん	300 ml	10	1	0.5～1
煮込みうどん	340 ml	12	1	0.5
たれ	25 ml		1	1
親子丼かけつゆ	20 ml	4～6	1	1
天丼かけつゆ	20 ml	2	1	1

表Ⅱ-1-24 揚物の衣　　　　　（材料に対する%）

種類		小麦粉	卵	粉：卵＋水	パン粉,その他	適する材料
天ぷら	薄い衣	15	12	1：3		魚介類
	ふつうの衣	20	12	1：2.5		野菜類,魚介類
	厚い衣	28	12	1：1.8		野菜類,かき揚げ
精進揚げ		30		粉：水＝1：3		野菜類
フリッター	柔	30	卵白10	1：水または牛乳1.5	食塩0.5	魚介類
	硬	30	卵白10	1：水または牛乳1.2	食塩0.5	
中国風（高麗）		5	卵白30		小麦粉5,かたくり粉2	魚介類
パン粉揚げ		10	6		10～20	魚介類,野菜類,肉類
はるさめ揚げ		10	6		はるさめ10～20	魚介類,野菜類
磯辺揚げ		10	6		のり3～4	魚介類,野菜類
アーモンド揚げ		10	6		アーモンド10～20	魚介類

表Ⅱ-1-25 かんてん・ゼラチンの配合割合　　　　　（水分量に対しての%）

種類	かんてん	ゼラチン	砂糖	その他
使用割合	0.5～2		10～30	
水ようかん	0.5		25	さらしあん20
果汁かん	1.5		10	果汁
牛乳かん	1.0		10	水：牛乳＝1：1
使用割合		2～5	10～30	
コーヒーゼリー		2.5	10	インスタントコーヒー0.8～1
ワインゼリー		2.5	12	水：ワイン＝3～4：1
ババロア		2.3	10	

表Ⅱ-1-26　よく使用される冷凍食品の種類

魚類	あじ，さけ，かつお，たら，ます，さば，ししゃも，あなご，うなぎ，にしん，さんま，たい，きす，えび，メルルーサ，おきあみ，いわし，いか，ゆでだこ，ほたて貝，あさり，しじみ，めばる，わかさぎ
野菜類	スイートコーン，カリフラワー，グリーンアスパラガス，かぼちゃ，ほうれんそう，ブロッコリー，えだまめ，グリンピース，さやえんどう，さやいんげん，さといも，れんこん，じゃがいも，ごぼう，ミックスベジタブル（にんじん・スイートコーン・グリンピース）

表Ⅱ-1-27　よく使用される缶詰・びん詰などの種類

魚類	さけ，ツナ
野菜果物類	たけのこ，ホワイトアスパラガス，グリンピース，マッシュルーム，スイートコーン（ホール・クリームスタイル），トマトケチャップ，トマトピューレ，トマト水煮，筆しょうが，じゅんさい，らっきょう，福神漬，ピクルス，みかん，パイナップル，もも，チェリー

表Ⅱ-1-28　日本の食缶規格（主なるもの）

缶型	内径（mm）	高さ（mm）	内容積（ml）	食品
1号缶	153.4	176.8	3,088	トマトケチャップ，トマトピューレ
2号缶	98.8	120.9	870	マッシュルーム，みかん
3号缶	83.3	113.0	573	パインアップル
4号缶	74.0	113.0	453	グリンピース，黄桃，白桃，チェリー，みかん
5号缶	74.0	81.3	318	
6号缶	74.0	59.0	223	
7号缶	65.3	101.1	317	
8号缶	65.3	52.7	153	チェリー
コーン4号	74.0	112.0	451	コーン
ツナ3号缶	65.3	39.2	109	ツナ

（(社)日本缶結協会：かんづめハンドブックより抜粋）

表Ⅱ-1-29　炒め物の油の量と揚げ油の吸収率

	種類	油の量（%）
炒め物	和風炒め煮	3～5
	ムニエル	4～5
	チャーハン	5～6
	野菜ソテー	3～5
	中国風炒め物	5～10
	かにたま	13～15
	中国風いり卵（炊蛋）	13～25
揚げ物	素揚げ	2～15
	から揚げ	6～13
	てんぷら（精進揚げ）	12～25
	フリッター，フライ	6～20
	はるさめ，アーモンド，クラッカー揚げ	25

表Ⅱ-1-30　主な食品の重量増加

（もとの重量を1.0とする）

食品名	重量増加（倍率）	食品名	重量増加（倍率）
高野豆腐	4.1～6.0	大豆	2.2～2.3
かんぴょう	4.0～7.0	そうめん	2.7～3.0
干ししいたけ	4.0～5.7	干しうどん	2.4
ひじき	7.0～9.0	干しそば	2.6
きくらげ	5.0～7.0	マカロニ	2.3～2.4
わかめ	5.4～6.8	スパゲッティ	2.4～2.6
切り干しだいこん	3.5～5.6	はるさめ	3.0～5.0

（食品成分表2015，女子栄養大学出版部，2015）

表Ⅱ-1-31　食品の常用量および目安量

分類	食品名	単位	常用量
穀類	食パン（6枚切り）	1枚	60 g
	ロールパン	1個	30〜35 g
	干しうどん	1人分	100 g
	干しそば	1人分	100 g
	そうめん	1束	50 g
		清汁1人分	5〜10 g
	スパゲッティ	1人分	80〜100 g
	マカロニ	グラタン1人分	50 g
		付合せ1人分	10〜30 g
		サラダ1人分	10〜20 g
	ふ	汁物1人分	1〜2 g
いも類	じゃがいも	煮物1人分	50〜80 g
		汁物1人分	20〜40 g
	はるさめ	汁物1人分	3〜5 g
		和え物・サラダ	5〜10 g
豆類	豆腐	汁物1人分	20〜40 g
		白あえ1人分	50〜70 g
	油揚げ	みそ汁1人分	5 g
	凍り豆腐	1個	17〜20 g
	おから	煎り煮1人分	50 g
	干し湯葉	椀種1人分	5 g
肉類	ベーコン	1枚	15〜20 g
	ハム	普通切り1枚	20 g
		うす切り1枚	5〜7 g
魚類	しらす干し	酢の物	5〜15 g
卵類	うずら卵	中1個	12〜15 g
	鶏卵	中1個	50 g
		卵黄中1個分	17 g
		卵白中1個分	33 g
乳類	スキムミルク		20 g／200 ml（水分の10%使用）
	チーズ	うす切り1枚	18 g
		6pチーズ1個	20〜25 g
野菜類	しそ（葉）	1枚	1 g
	プチトマト	1個	8〜10 g
	ししとうがらし	1本	5 g
	ラディッシュ	1個	5 g
	みつば	汁物1人分	2〜3 g
	ねぎ	汁物1人分	2〜3 g
	だいこん	おろし付け合せ	20〜30 g
	パセリ	スープ1人分	1 g
	らっきょう	甘酢漬1個	10〜20 g

分類	食品名	単位	常用量
果実類	いちご	中1個	15 g
	さくらんぼ（生）	1粒	5〜8 g
	（缶）	1粒	6 g
	すだち	中1個	20〜30 g
	レモン	中1個	100 g
	りんご	中1/4個	50 g
	なし	1個	200 g
	かき	1個	150〜200 g
	〃（干）		30〜50 g
	すいか	中1/8	200 g
	パインアップル（缶）	1切れ	30〜40 g
	もも（缶）	1/2個	50 g
	バナナ	1本	120 g
	キウイフルーツ	1個	120 g
	ぶどう（生）	大1粒	10 g
	〃 （生）	中1粒	5 g
	〃 （干）	10粒	5 g
	びわ	1個	30〜50 g
	うんしゅうみかん	中1個	80〜100 g
		（皮なし）	（60〜75 g）
きのこ類	えのきだけ	1袋	100 g
		汁物1人分	5〜10 g
	しいたけ（生）	1枚	10〜30 g
	〃（乾：香信）	1枚	1〜3 g
	〃（乾：どんこ）	1枚	3〜5 g
	しめじ	1パック	100 g
		和え物・酢の物	10〜25 g
	なめこ	1パック	50 g
		和え物	10〜20 g
	マッシュルーム（生）	1個	10 g
海藻類	あまのり（ほしのり）	1枚	3 g
	とさかのり（生）	サラダ	20 g
	ひじき（ほし）	煮付け	5〜8 g
	わかめ（生）	酢の物	10〜15 g
	〃 （乾燥）	汁物	0.5〜1 g
	〃	和え物	2〜3 g
調味料・香辛料	和風だしの素	汁物1人分	1 g
	コンソメ	汁物1人分	1.5〜2 g
	こしょう	1人分	0.01〜0.03 g
	一味唐辛子	1人分	0.2 g
	たかのつめ	1人分	1/10本
	ラー油	1人分	1 g

表Ⅱ-1-32　魚介類の出回り期

(東京市場：■出回り最盛期　■出回り期　□出回り少量期)

食品名	3	4	5	6	7	8	9	10	11	12	1	2	代表的な調理法
あか貝													さしみ・酢の物・すし
さわら													焼き物・さしみ・蒸し物
しじみ													みそ汁・つくだ煮
にしん													焼き物・くん製
ぶり													焼き物・さしみ・煮つけ
ほたて貝													さしみ・フライ
まかじき													さしみ・焼き物
かつお													さしみ・焼き物・煮つけ
さより													天ぷら・さしみ・吸い物
ほうぼう													焼き物・煮つけ
めばる													煮つけ・照り焼き
あわび													さしみ・蒸し物・うま煮
たちうお													焼き物・バター焼き
あおやぎ													酢の物・すし
あさり													汁物・炒め物・つくだ煮
うに													生食・焼きうに・塩漬け
あじ													焼き物・煮つけ・フライ
かに類													塩ゆで・酢の物・サラダ
したびらめ													ムニエル・グラタン
きす													天ぷら・フライ
すずき													焼き物・煮つけ・フライ
とびうお													焼き物・天ぷら・フライ
まいわし													焼き物・つくね・干し物
まかれい													煮つけ・焼き物・から揚げ
あゆ													焼き物・あゆずし
いさき													焼き物・煮つけ
たかべ													焼き物・煮つけ
まぐろ													さしみ・照り焼き
くるまえび													塩焼き・天ぷら・生食
さざえ													つぼ焼き・さしみ
するめいか													さしみ・炒め物・煮つけ
あなご類													かば焼き・すし
しゃこ													すし・天ぷら・具足煮
さんま													焼き物・なんばん漬け
かます													焼き物・天ぷら・干し物
いせえび													おにがら焼き・蒸し物
いなだ													さしみ・焼き物・フライ
かき													生食・フライ・なべ物
さけ													焼き物・フライ・くん製
さば													煮つけ・焼き物・酢の物
たこ													酢の物・すし
ほっけ													焼き物・干し物
わかさぎ													フライ・天ぷら・マリネ
ふぐ													さしみ・なべ物
ひらめ													さしみ・すし・揚げ物

魚は旬が最もおいしい．最近は，貯蔵法（冷凍など）の技術が進み，1年中出回るものが多くなった．入荷量の最盛期（上表）と旬は，かならずしも一致しないし，また地域差もある．

（「東京都中央卸売市場年報」より）
食品成分表（一橋出版）

表 II-1-33 　野菜および果物類の出回り期

(東京市場：■ 出回り最盛期　■ 出回り期　■ 出回り少量期)

食品名 \ 月	春 3	春 4	春 5	夏 6	夏 7	夏 8	秋 9	秋 10	秋 11	冬 12	冬 1	冬 2	代表的な調理法
あさつき													あえ物・薬味
いちご													生食・ジャム・ジュース
うど													酢の物・あえ物
きゃべつ													生食・炒め物・漬物
セロリー													生食・炒め物
根みつば													吸い物・ひたし物
りんご													生食・ジャム・洋菓子
あまなつかん													生食・ジャム
かぶ													煮物・酢の物・漬物
たけのこ													煮物・あえ物
ふき													煮物・つくだ煮
アスパラガス													塩ゆで・揚げ物
さやえんどう													炒め物・漬物・サラダ
じゃがいも													コロッケ・煮物・炒め物
そらまめ													塩ゆで・甘煮・スープ
ピーマン													炒め物・詰め物・煮物
かぼちゃ													煮物・天ぷら・詰め物
トマト													生食・ソース
なす													煮物・揚げ物・漬物
いんげん													あえ物・炒め物
えだまめ													塩ゆで・あえ物
オクラ													生食・塩ゆで・天ぷら
きゅうり													生食・漬物・酢の物
とうもろこし													塩ゆで・つけ焼き・スープ
もも													生食・煮ふくめ
ぶどう													生食・ジャム・ジュース
くり													塩ゆで・かんろ煮
さつまいも													蒸し物・甘煮・天ぷら
さといも													煮物・田楽
なし													生食・煮ふくめ
にんじん													炒め物・煮物
カリフラワー													塩ゆで・酢漬け・シチュー
ごぼう													煮物・炒め物
生しいたけ													炒め物・なべ物・吸い物
ほうれんそう													ひたし物・炒め物
れんこん													酢煮・煮物・天ぷら
柿													生食・干し物
春菊													ひたし物・あえ物・なべ物
ねぎ													なべ物・みそ汁・薬味
はくさい													なべ物・漬物・ひたし物
ブロッコリー													塩ゆで・炒め物
みかん													生食・ジュース
こまつな													ひたし物・和え物
だいこん													煮物・漬物
芽きゃべつ													塩ゆで・スープ類

最近は，ハウス栽培などの普及や品種改良により，1年中出回るものも増えてきている．
入荷量の最盛期（上表）と旬は，かならずしも一致しないし，また地域差もある．

(「東京都中央卸売市場年報」より)
食品成分表（一橋出版）

演習 5

16回分の献立計画を立てて見ましょう．

献立計画表

	1. 月 日（ ）	2. 月 日（ ）	3. 月 日（ ）	4. 月 日（ ）
主菜配分				
主　食				
主　菜				
副菜1				
副菜2				
汁				
デザート				
	5. 月 日（ ）	6. 月 日（ ）	7. 月 日（ ）	8. 月 日（ ）
主菜配分				
主　食				
主　菜				
副菜1				
副菜2				
汁				
デザート				
	9. 月 日（ ）	10. 月 日（ ）	11. 月 日（ ）	12. 月 日（ ）
主菜配分				
主　食				
主　菜				
副菜1				
副菜2				
汁				
デザート				
	13. 月 日（ ）	14. 月 日（ ）	15. 月 日（ ）	16. 月 日（ ）
主菜配分				
主　食				
主　菜				
副菜1				
副菜2				
汁				
デザート				

演習 6 予定献立表を作成してみましょう．

実施（予定）献立表

月　　日　　曜　実施　　班名（　　　　　　　）栄養士名（　　　　　　　）

料理名	食品名	純使用量 g	調味率 %	エネルギー kcal	たんぱく質 g	脂質 g	食物繊維 g	カルシウム mg	鉄 mg	ビタミン A μgRAE	ビタミン B₁ mg	ビタミン B₂ mg	ビタミン C mg	食塩相当量 g
合　　計														
目　標　量														
過　不　足														

5．試 作

　試作とは，大量調理の前に予定献立を少人数分(4～6人)作ってみて，検討することである．その主な目的は，予定献立が実施可能か否か(作業進行，材料費など)の検討と，作業計画を立てる資料を得ることである．

1) 手 順

　実際に食品購入，調理，試食を行い，検討後予定献立を修正し，作業の進行計画を立てる．

　試作の手順および各ステップでの確認事項を図Ⅱ-1-1に示す．

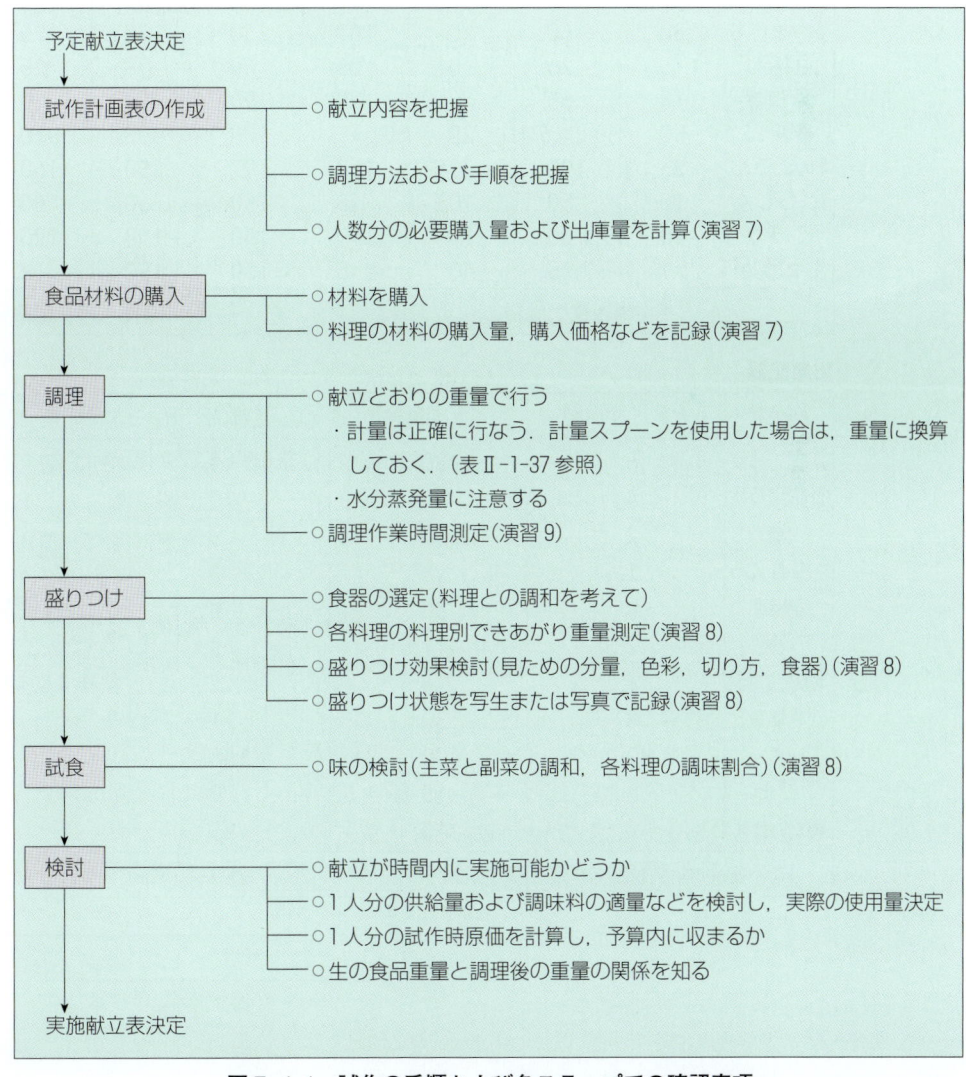

```
予定献立表決定
    ↓
┌─────────────┐
│試作計画表の作成│──○献立内容を把握
│             │
│             │──○調理方法および手順を把握
│             │
│             │──○人数分の必要購入量および出庫量を計算(演習7)
└─────────────┘
    ↓
┌─────────────┐
│食品材料の購入 │──○材料を購入
│             │──○料理の材料の購入量，購入価格などを記録(演習7)
└─────────────┘
    ↓
┌─────┐
│調理 │──○献立どおりの重量で行う
│     │    ・計量は正確に行なう．計量スプーンを使用した場合は，重量に換算
│     │      しておく．(表Ⅱ-1-37参照)
│     │    ・水分蒸発量に注意する
│     │──○調理作業時間測定(演習9)
└─────┘
    ↓
┌─────┐
│盛りつけ│──○食器の選定(料理との調和を考えて)
│       │──○各料理の料理別できあがり重量測定(演習8)
│       │──○盛りつけ効果検討(見ための分量，色彩，切り方，食器)(演習8)
│       │──○盛りつけ状態を写生または写真で記録(演習8)
└─────┘
    ↓
┌─────┐
│試食 │──○味の検討(主菜と副菜の調和，各料理の調味割合)(演習8)
└─────┘
    ↓
┌─────┐
│検討 │──○献立が時間内に実施可能かどうか
│     │──○1人分の供給量および調味料の適量などを検討し，実際の使用量決定
│     │──○1人分の試作時原価を計算し，予算内に収まるか
│     │──○生の食品重量と調理後の重量の関係を知る
└─────┘
    ↓
実施献立表決定
```

図Ⅱ-1-1　試作の手順および各ステップでの確認事項

2) 試作計画

試作計画表の一例を表Ⅱ-1-34に示す.

表Ⅱ-1-34 試作計画表（例）

試作日　月　日（　）　　　　　　　　班名　　No.　氏名

食品購入記録

食品名	1人分純使用量 g	5人分純使用量 g	廃棄率(可食率)%	5人分必要購入量 g	購入した重量 g	購入した価格 円	使用した重量 g	使用した価格 円
さば	60	60 g×5切	0	60 g×5切	380g(5切)	894	310g(5切)	729
ししとう	10	50	10	56	200	198	60	60
さやいんげん	10	50	3	52	200	258	55	71
青じそ	1	5	0	5	5	48	5	48
こまつな	40	200	15	267	400	190	230	267
りょくとうもやし	20	100	1	101	120	32	100	27
さつまいも	30	150	10	167	250	170	170	116
油揚げ	5	25	0	25	60	98	25	41
葉ねぎ	13	65	6	70	90	74	70	58
みかん	50	50 g×5コ	20	60 g×5コ	500	398	310	246
れんこん	25	125	20	157	197	250	160	203
にんじん	10	50	10	56	150	60	60	24
ごぼう	20	100	10	110	150	158	120	126
しょうが	1	5	40	8	100	150	12	18
購入食品価格					合　計	2978	1人当たり	407

出庫記録

食品名	1人分純使用量 g	5人分出庫量 g	5人分価格 円	その他(料理別重量)
濃口しょうゆ	6	30	9	さば4, 和物2
淡口しょうゆ	4	20	10	
酒	2	10	9	
みりん	1.5	8	5	
砂糖	6	30	6	さば1,煮物3,和物2
油	2.3	11.5	3	さば2.3
和風だしの素	1.3	6.5	2	煮物0.3,和物0.1,汁1
淡色辛みそ	6	30	11	
米	80	400	168	
ごま	3	15	9	
乾しいたけ	2	10	25	
出庫食品価格		合　計	257	1人当たり　52

1食分1人当たり価格	459 円

演習 7 試作計画表を作成しましょう．

試作計画表

試作日　　月　　日（　　）　　　　　班名　　　　No.　　　氏名

食品購入記録

食品名	__人分純使用量 g	__人分純使用量 g	廃棄率(可食率)%	__人分必要購入量 g	購入した重量 g	購入した価格 円	使用した重量 g	使用した価格 円
	購入食品価格			合　計		1人当たり		

出庫記録

食品名	__人分純使用量 g	__人分出庫量 g	__人分価格 円	その他（料理別重量）
出庫食品価格		合　計		1人当たり

1食分1人当たり価格　　　　　円

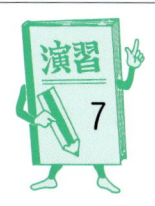

3) 検 討

試作時の検討項目の一例を，表Ⅱ-1-35の試作検討記録用紙に示す．

表Ⅱ-1-35　試作検討記録用紙(例)

試作日　　月　日（　）　　　　　　　　　班名　　　　No.　　氏名

でき あがり 状態	∴1人分料理別できあがり重量 主食　185 g 主菜　さば 53 g，ししとう 8 g 副菜1　含め煮 85 g 副菜2　和えもの 42 g 汁　176 g デザート　43 g	∴見ための分量 主食　ちょうどよい 主菜　ボリュームもまあよい 副菜1　少ない 副菜2　ちょうどよい 汁　よい デザート　Mサイズの½でちょうよい	改善点 含め煮の量が少ないので ごぼうを加える
盛り つけ効果	∴切り方 ・含め煮のにんじんの大きさがバラバラでそろっていない ・もやしとこまつながまざっていない ∴色彩 ・含め煮も，全体的にみても赤，緑などの 色どりがきれいである ∴食器 ・含め煮の食器（丸型）に少ししか盛られていない ので貧弱である		改善点 ・にんじんの大きさをそろえる ・もやしも切って和える ・こまつなも少し短めに切る ・さばに飾り切りを入れる ・丸型の食器を八角の 小さめの食器にかえる
味	∴主菜と副菜の味のバランス 全体にしょうゆ味が多いが，しその風味，ごまの 香り，みそ味と変化もあり，バランスがとれている ∴調味料のバランス ・含め煮の味がうすい ・さばにあまり味がしみていない		改善点 ・含め煮のだしの水の量を 少なくして調味料をきかす ・さばに飾り切りをし味をし み込みやすくする
価格	∴1人当たり材料費 　　　459　円 改善点 ・生しいたけを乾しいたけにか え，さやいんげんも冷凍にす ることでもう少し安くする ・さばを生から冷凍に変える ことで材料費を下げる	∴盛りつけ決定（写生または写真） 八角鉢　　　　　　和角皿 　　　　フルーツ皿 　　　小鉢　　汁椀 丼	

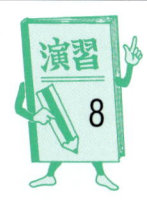

演習 8 試作検討が終わったら，結果を試作検討記録用紙に記入しましょう．

試作検討記録用紙

試作日　　月　　日（　　）　　　　　班名　　　　No.　　氏名

できあがり状態	∴1人分料理別できあがり重量 主食 主菜 副菜1 副菜2 汁 デザート	∴見ための分量 主食 主菜 副菜1 副菜2 汁 デザート	改善点
盛りつけ効果	∴切り方 ∴色彩 ∴食器		改善点
味	∴主菜と副菜の味のバランス ∴調味料のバランス		改善点
価格	∴1人当たり材料費 　　　　　　円 改善点	∴盛りつけ決定（写生または写真）	

37

4) 調理作業時間測定(time study)

次のような項目について，調理作業別に所要時間をストップウォッチで測定し，作業時間記録用紙に，分(秒)単位で記録して，作業計画の資料とする．

- 手で切る食品に要する時間
- 煮物は，沸騰してから煮あがるまでの時間
- 揚げ物は，適温の油に材料を入れてから揚がるまでの時間
- 焼き物は，適温の焼物器に材料を入れてから焼きあがるまでの時間
- 炒め物は，材料を入れてから炒めあがるまでの時間
- 蒸し物は，蒸気のあがった蒸し器に材料を入れてから，蒸しあがるまでの時間
- ゆで物は，沸騰した湯に入れてからゆであがるまでの時間
- ハンバーグやコロッケは，こねたり混ぜ合わす時間，形を作る時間
- 和え物やサラダを和える時間
- 揚げ物の衣をつける時間
- 卵を割る時間

表Ⅱ-1-36に作業時間記録表の一例を示す．図Ⅱ-1-2に野菜の切り方を示す．

表Ⅱ-1-36　調理作業時間測定(time study)(例)

試作日　月　日(　　)　　　　　　　　班名　　　No.　　　氏名

料理名	作業内容	試作時所要時間 分(秒)	100人分所要時間 分(秒)	分類	料理名	作業内容	試作時所要時間 分(秒)	100人分所要時間 分(秒)	分類
さばの香味焼き	さばを洗う	15秒	5分	2-a	さつまいものみそ汁	さつまいもを洗って皮をむく	55秒	19分	2-a
	ねぎを洗って小口切り	40秒	14分	2-a		切る	1分	20分	2-a
	青じそを洗ってせん切り	25秒	9分	2-a		油揚げを切る	50秒	17分	2-a
	しょうがを洗ってせん切り	20秒	7分	2-a		ねぎを洗う切る	1分40秒	35分	2-a
	さばに下味をつける	30分	30分	2-c		煮て調味する	14分	15分	2-b
	天板に並べて焼く(2回)	12分	25分	2-b	みかん	洗って切る	30秒	10分	2-a
ししとう	洗う	10秒	4分	2-a					
	ヘタを切って切りめをいれる	25秒	9分	2-a					
	和えて調味	1分30秒	15分	2-b					

演習 9 調理作業時間を測定し，作業時間記録表に記入しましょう．

作業時間記録表

試作日　月　日（　　）　　　　班名　　　No.　　氏名

料理名	作業内容	試作時所要時間 分(秒)	100人分所要時間 分(秒)	分類	料理名	作業内容	試作時所要時間 分(秒)	100人分所要時間 分(秒)	分類

表Ⅱ-1-37　重量換算表

食品名	小さじ1 (5 ml)	大さじ1 (15 ml)	1カップ (200 ml)	食品名	小さじ1 (5 ml)	大さじ1 (15 ml)	1カップ (200 ml)
みそ・しょうゆ・みりん	6	18	230	生パン粉	1	3	40
水・酢・酒・精製塩	5	15	200	乾燥パン粉	2	6	80
植物油・バター・ラード	4	13	180	粉ゼラチン	3	8	100
上白糖	3	10	120	カレー粉・こしょう	2	7	90
グラニュー糖・ざらめ	4	12	170	からし粉・わさび粉	2	6	80
粉砂糖	2	6	70	トマトケチャップ	6	18	230
ジャム・マーマレード	7	22	270	トマトピューレ	5	16	210
小麦粉（薄力粉）	3	8	100	ウスターソース	5	16	200
コーンスターチ・くず粉	3	10	120	マヨネーズ	5	14	170
ベーキングパウダー	4	12	150	ごま	3	10	120
脱脂粉乳（スキムミルク）	2	10	100	ココア	2	6	90
生クリーム	5	15	200	インスタントコーヒー	1	2.5	36

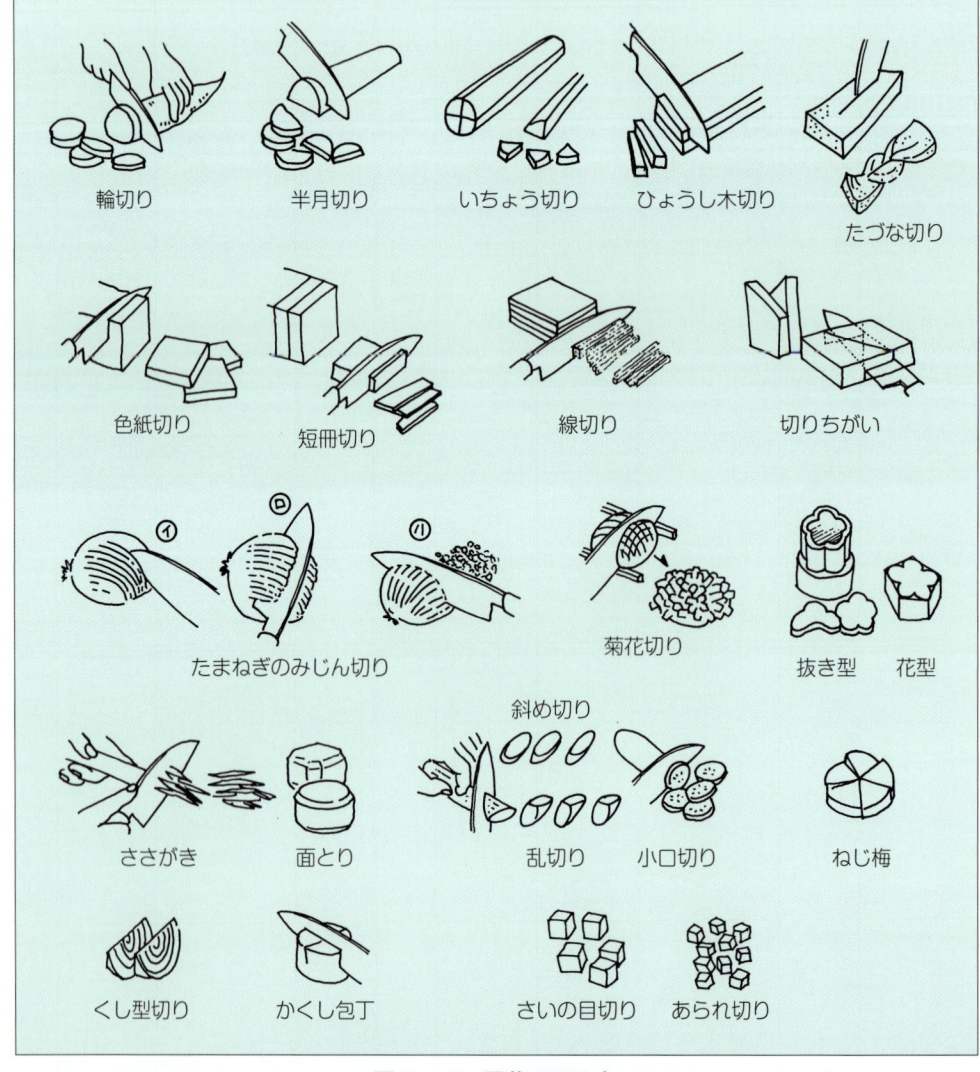

図Ⅱ-1-2　野菜の切り方

6. 調理作業計画

　給食は，それぞれの施設，設備を使って，限られた時間・人数で作らなければならない．無計画に実施すると，作業に片寄りができ，できあがりの時間がそろわなかったり，喫食時間に間に合わなかったりと，進行に問題が生じる．そこで調理作業全体の流れを把握し，各自の分担作業を安全で手順よく効率的に進められるように，あらかじめ作業計画を立てることが必要となる．この計画に基づいて，グループ全員が責任をもって，それぞれの作業分担を果たすことも，また作業全体がスムーズに流れるために，チームワークも大切である．

1) 給食作業の種類
　給食作業は，毎回繰り返し行われる作業(炊飯，お茶の準備，食器準備，食器洗浄など)と，毎回異なる作業(調理作業)の2種類ある．このうち前者は，作業基準をあらかじめ設定しておき，後者は，栄養士役が作業計画を立てて指導する．

2) 作業の分類
　給食の生産工程は，調理従事者が調理作業により，食品を調理し食事として提供するための過程である．生産性を向上するためには，作業の標準化が必要となる．そのためには，作業内容を分析して効率的な作業方法を検討し，ムダな要素を排除することが重要である．
　主体作業(主作業・付随作業)，付帯作業(準備作業・後始末作業)に分類整理し，それを作業工程の時間に合わせ，食事や献立ごとに組み立てることで，より生産性の高い工程にすることができる．

3) 作業計画の立て方
❶ 確認事項
　(a) 喫食人数
　(b) 食堂の収容人数
　(c) 喫食時間
　(d) 調理時間（特別な場合を除き，2時間以内）
　(e) 調理担当者数
　(f) 機器の能力（一度に調理可能な数）

❷ 留意事項
　(a) 時間内に料理を仕あげる．
　(b) 全員に均等に作業を分担する．
　(c) 料理のできあがり時間をできるだけ同じにする．
　(d) 衛生上の事故の原因を作らない（**p. 67 を参照**）．

❸ 大量調理作業の所要時間
　試作で調理作業時間の測定(time study)ができているので(**表Ⅱ-1-36 を参照**)，大量調理の場合の時間を算出する(食数が100〜120食の場合，試作時の約20倍程度の時間を必要

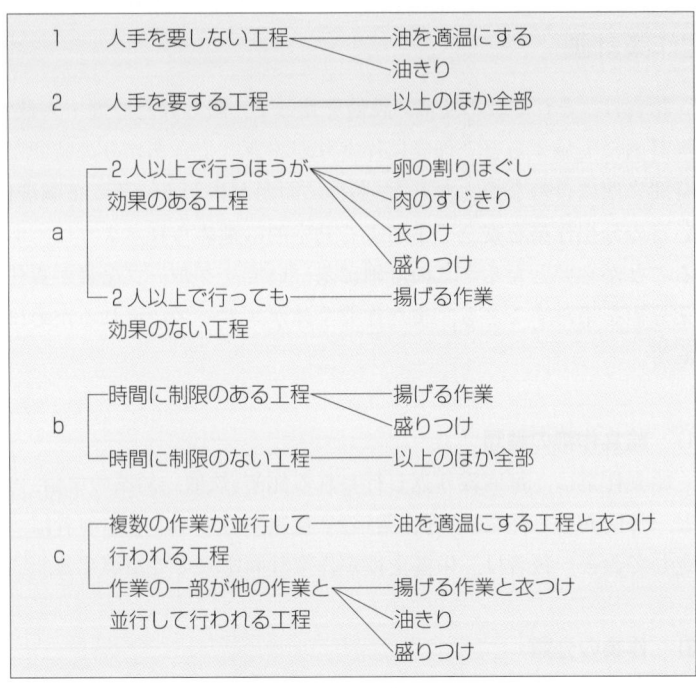

```
1    人手を要しない工程────油を適温にする
                          └─油きり
2    人手を要する工程──────以上のほか全部

   ┌2人以上で行うほうが────卵の割りほぐし
   │効果のある工程       ├─肉のすじきり
 a │                    ├─衣つけ
   │                    └─盛りつけ
   └2人以上で行っても────揚げる作業
    効果のない工程

   ┌時間に制限のある工程───揚げる作業
 b │                      └─盛りつけ
   └時間に制限のない工程──以上のほか全部

   ┌複数の作業が並行して──油を適温にする工程と衣つけ
   │行われる工程
 c ├作業の一部が他の作業と─揚げる作業と衣つけ
   │並行して行われる工程 ├─油きり
   │                    └─盛りつけ
```

図Ⅱ-1-3　作業工程の分類

とする).

❹　作業工程の分類

　作業工程は図Ⅱ-1-3に示すように，a〜cの項目に分類することができる（表Ⅱ-1-36を参照）．作業を組み立てる時はこの項目を十分考慮する．

❺　作業工程表の作成

　作業工程表を作成することによって，容易に作業進行が把握できる．この工程表を書く手順と一例を，表Ⅱ-1-38に示す．

　(a) 料理名，食材料を書き，担当栄養士役を決める．
　(b) 作業手順に沿って内容を書き，作業区分（下処理室，調理室，盛りつけ・配膳コーナー）のマークをつける．使用機器類があれば記入する．
　(c) 時間に制限がある工程は，制限時間を起点として逆方向に作業内容を書き，線を引く．
　(d) いつから初めてよいかわからない工程は，一応作業開始時間を起点として右へ向かって作業内容を書き，線を引く．
　(e) 作業工程が決まったら，作業内容が均等になるように調理師役を配置する．
　(f) 実際の場ではズレが生じるので，多少余裕のある計画を立てる．

表Ⅱ-1-38 作業工程表（例）

| 実施日 | 年　月　日 | 班名 | － － |

☆作業区分・担当者（役）マーク

▲ 下処理室（赤：肉類）	○ 調理室	栄：栄養士役
■ 下処理室（青：魚類）	◎ 盛りつけ・配膳コーナー	記：栄養士役記録係
● 下処理室（緑：野菜類）		調：調理師役

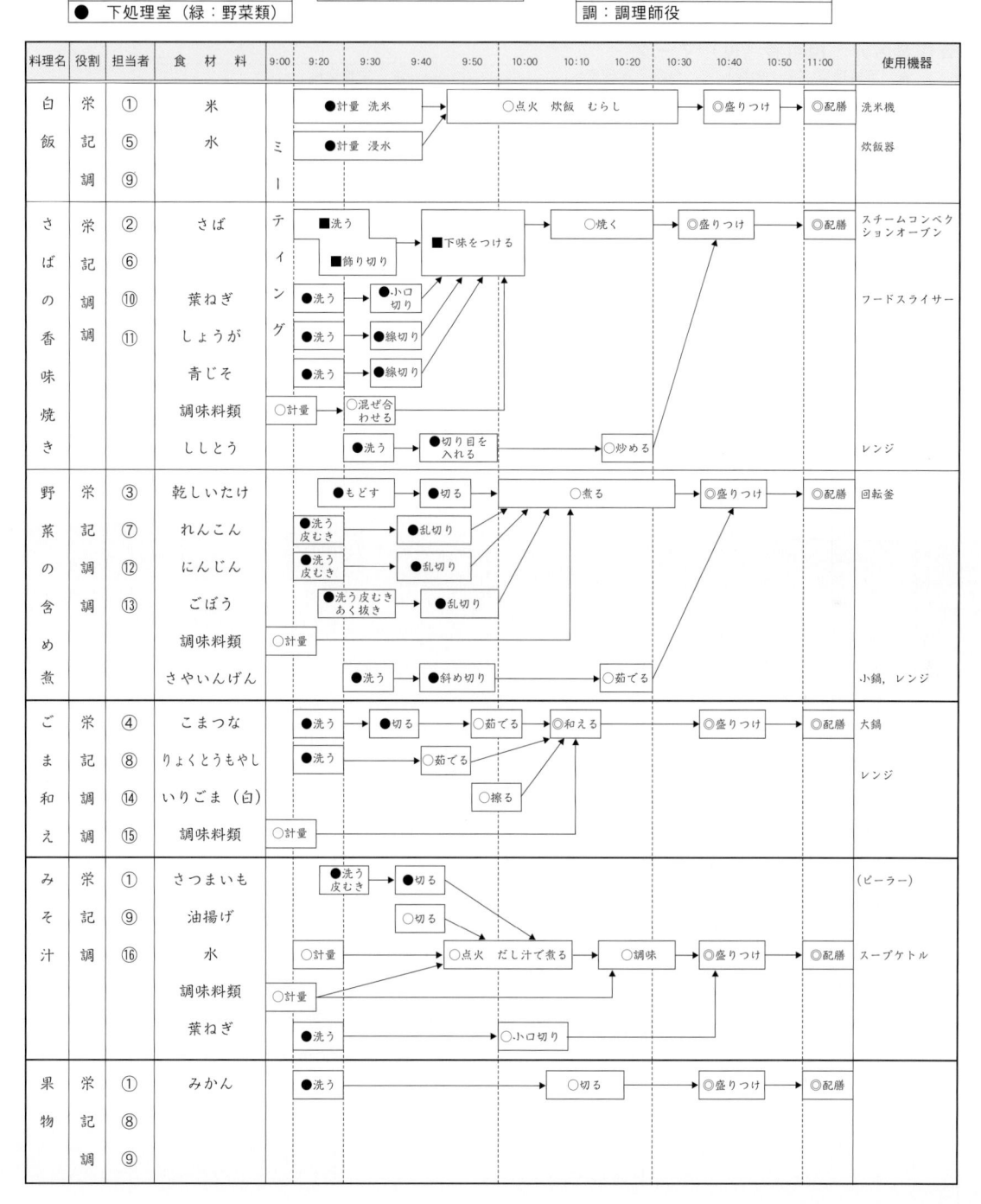

料理名	役割	担当者	食材料	9:00	9:20	9:30	9:40	9:50	10:00	10:10	10:20	10:30	10:40	10:50	11:00	使用機器
白飯	栄記調	①⑤⑨	米／水	ミーティング	●計量 洗米／●計量 浸水				○点火 炊飯 むらし			○盛りつけ			◎配膳	洗米機／炊飯器
さばの香味焼き	栄記調調	②⑥⑩⑪	さば／葉ねぎ／しょうが／青じそ／調味料類／ししとう		■洗う／■飾り切り／●洗う／●洗う／●洗う／○計量／●洗う	●小口切り／●繊切り／●繊切り／○混ぜ合わせる／●切り目を入れる	■下味をつける		○焼く／○炒める		○盛りつけ				◎配膳	スチームコンベクションオーブン／フードスライサー／レンジ
野菜の含め煮	栄記調調	③⑦⑫⑬	乾しいたけ／れんこん／にんじん／ごぼう／調味料類／さやいんげん		●もどす／●洗う 皮むき／●洗う 皮むき／●洗う皮むきあく抜き／○計量／●洗う	●切る／●乱切り／●乱切り／●乱切り／●斜め切り			○煮る／○茹でる		○盛りつけ			◎配膳	回転釜／小鍋,レンジ
ごま和え	栄記調調	④⑧⑭⑮	こまつな／りょくとうもやし／いりごま（白）／調味料類		●洗う／●洗う／○計量	●切る／○茹でる／○擦る	○茹でる	○和える		○盛りつけ				◎配膳	大鍋／レンジ
みそ汁	栄記調	①⑨⑯	さつまいも／油揚げ／水／調味料類／葉ねぎ		●洗う皮むき／○計量／○計量／●洗う	●切る／○切る	○点火　だし汁で煮る／○小口切り		○調味	○盛りつけ				◎配膳	（ピーラー）／スープケトル
果物	栄記調	①⑧⑨	みかん		●洗う				○切る		○盛りつけ			◎配膳	

43

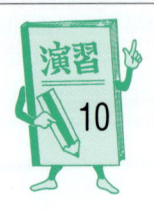

演習10 作業工程表を作成してみましょう．

調理作業工程計画表

実施日	年　月　日	班名	－　－

☆作業区分・担当者（役）マーク

▲ 下処理室（赤：肉類）	○ 調理室	栄：栄養士役
■ 下処理室（青：魚類）	◎ 盛りつけ・配膳コーナー	記：栄養士役記録係
● 下処理室（緑：野菜類）		調：調理師役

料理名	役割	担当者	食材料	9:00	9:20	9:30	9:40	9:50	10:00	10:10	10:20	10:30	10:40	10:50	11:00	使用機器

7．発注・出庫計画

試作後決定した実施献立表より発注量，出庫量を計算して，発注伝票，出庫伝票を作成する．

1）発注計画

❶ 発注量の算出

実施献立表の1人当たり純使用量に予定食数を乗じて，可食率で割って総使用量を算出し，発注量を決定する．

① 廃棄部分のない食品の場合

　　　発注量＝純使用量×予定食数

　例1　豚カツの豚肉　　純使用量70 g　　食数200の場合

　　　総使用量＝70 g×200＝14,000 g　　発注量14 kg

② 廃棄部分のある食品の場合

　　　発注量＝純使用量×予定食数÷可食率

　例2　線キャベツ　　純使用量30 g　　食数105の場合　　キャベツの廃棄率15％

　　　総使用量＝30 g×105÷0.85＝3,706 g　　発注量3.7 kg

廃棄率は，日本食品標準成分表に示されている値を参考にするが，給食のように大量調理ではこの値と必ずしも一致しない．一般的に給食の場合のほうが廃棄率は高い．また，同じ食品でも廃棄率は，季節や大きさ，調理技術などにより変動する．それぞれの施設の実測による廃棄率を用いて計算することが望ましい．

表Ⅱ-1-39に，S大学の実習時の測定値と成分表との比較を一部示す．

表Ⅱ-1-39　廃棄率の成分表と測定値の比較（％）

食品名	成分表	測定値	食品名	成分表	測定値
さつまいも	2	12	たまねぎ（ピーラー）	6	15
じゃがいも	10	10	たまねぎ（手むき）	6	6
かぼちゃ	10	20	トマト	3	3
キャベツ	15	19	葉ねぎ	7	11
きゅうり	2	5	はくさい	6	14
ごぼう	10	26	ピーマン	15	26
こまつな	15	9	ブロッコリー	50	37
さやいんげん	3	8	ほうれんそう	10	10
さやえんどう	9	13	えのきたけ	15	18
だいこん	10	11	生しいたけ	20	27
にんじん	3	15	ぶなしめじ	10	8

資料1　発注換算係数

発注量の計算を簡便にするために，発注換算係数（倉出し係数表）を用いると能率的である．

＜発注換算係数の求め方＞

　　発注換算係数 ＝1÷可食率×100

発注換算係数表

廃棄率	食　品	可食率	発注換算係数	廃棄率	食　品	可食率	発注換算係数
5	きゅうり・にら・にんじん	95	1.05	30	グレープフルーツ・びわ	70	1.42
10	なす・じゃがいも・ほうれんそう・だいこん・かぼちゃ・ごぼう・しめじ・パセリ	90	1.11	35	セロリ・みつば	65	1.54
15	さといも・キャベツ・かぶ・ピーマン・卵・えのきたけ・りんご・チンゲンサイ	85	1.18	40	バナナ	60	1.67
20	グリーンアスパラガス・しょうが・生しいたけ	80	1.25	50	ブロッコリー・カリフラワー・しょうが汁	50	2.00
25	そらまめ・はつかだいこん	75	1.33	70	レモン汁	30	3.33

　　例2に示したように，実際の発注量は計算値（総使用量）を切りあげたり，切り捨てたりして最小単位を0.5 kg（500 g）にして調整する（この場合料理の全体量を考慮する）．しかし，100食程度の規模の施設では分量の少ないもの，例えば，汁物に入れるねぎやパセリのような食品は，何kgといった単位で購入できない場合がある．この時は何百gといった数量で注文せざるを得ない．ケース単位，個数単位のものなどは，1個の重量や個数などを調べておき，ムダが出ないようにしなければならない．

　　例3　ねぎ　　純使用量3 g　　食数100の場合　　ねぎの廃棄率7％

　　　　総使用量＝3 g×100 ÷0.93＝322.6 g　　　　発注量300 g

❷　発注伝票の記入

　　発注量が計算できれば，発注伝票に記入する．

　　発注伝票の一例を表Ⅱ-1-40に示す．購入業者別に食品名，数量，規格，納入日時などを記入する．伝票は複写を用い，控え伝票を検収時のチェックに利用する．

2) 出庫計画

出庫量の算出

出庫量は，実施献立表の純使用量に予定食数を乗じて算出し，出庫伝票に記入する（廃棄部分のある食品は，発注量と同様の計算をする）．フライなどの揚げ物の衣に使う小麦粉，パン粉などは，10％増しの出庫量とする．

例1　豚カツの衣のパン粉　　純使用量 10 g　　食数 100 の場合
　　出庫量 = 10 g × 100 × 1.1 = 1,100 g = 1.1 kg　　出庫量 1.1 kg

例2　食塩　　純使用量 1 g　　食数 105 の場合
　　出庫量 = 1 g × 105 = 105 g　　出庫量 105 g

出庫伝票の一例を表Ⅱ-1-41に示す．

3) 発注・出庫量計算

計算用紙の一例を表Ⅱ-1-42に示す．これを用いて発注・出庫量の計算をし，伝票に転記する．

表Ⅱ-1-40　発注伝票（例）

発注伝票

発注日　年　月　日

神戸　　商店御中

○○大学　給食実習担当　氏名　○山△子

下記の通り注文します

納品日時　月　日（曜日）時：場所（　）

食品名	発注量（kg）	備考
葉ねぎ	1.4	※
しょうが	150 g	
青じそ	100 g	100枚
ししとう	1.2	200本
れんこん	3.2	
にんじん	1.1	
ごぼう	2.2	
こまつな	4.8	
りょくとうもやし	2.1	
さつまいも	3.1	
みかん	50個	Mサイズ
		以上11点

表Ⅱ-1-41　出庫伝票（例）

出庫伝票

実習日　年　月　日（　曜日）
出庫日　年　月　日（　曜日）

栄養士班　○一△　　記録者　○山△子

食品名	出庫量(g)	料理名別重量		残量(g)
		料理名	重量 g	
米	10 kg	飯		
濃口しょうゆ	600	さばの下味	400	
		ごま和え	200	
みりん	150	さばの下味		
砂糖	800	さばの下味	100	
		含め煮	300	
		ごま和え	200	
サラダ油	230	さばの焼き油	200	
		ししとうの炒め油	30	
乾しいたけ	250	含め煮		
さやいんげん(冷)	1.1	〃		
淡口しょうゆ	400	〃		
酒	200	〃		
白ごま(いり)	300	ごま和え		
淡色辛みそ	600	みそ汁		
かつお	173	含め煮，和え物，みそ汁		
だし昆布	173	合わせて18ℓだしをとる		

表Ⅱ-1-42　発注・出庫量計算用紙(例)

　　月　　　日　　曜　　　班名（　　　　　　　）栄養士名（　　　　　　　　　）

献立名	食品名	1人分 純使用量 g	100人分 純使用量 g	100人分 廃棄率 %	100人分 総使用量 g	出庫量 g	発注量 kg	業者名
飯	こめ・精白米(水稲)	100	10,000		10,000	10 kg		
さばの香味焼き	さば・まさば－生	60	6,000		6,000		3枚おろし 100切	○○水産
	濃口しょうゆ	4	400		400	400		
	みりん・本みりん	1.5	150		150	150		
	砂糖・上白糖	1	100		100	100		
	葉ねぎ・葉－生	10	1,000	7	1,075		※1.4	神戸商店
	しょうが・塊茎－生	1	100	20	125		150 g	神戸商店
	しそ・葉－生	1	100		100		100 g	神戸商店
	調合油	2	200		200	200		
	ししとう・果実－生	10	1,000	10	1,111		1.1	神戸商店
	調合油	0.3	30		30	30		
野菜の含め煮	れんこん・根茎－生	25	2,500	20	3,125		3.2	神戸商店
	しいたけ・乾しいたけ－乾	2	200	20	250	250		
	にんじん・根,皮つき－生	10	1,000	10	1,111		1.1	神戸商店
	ごぼう・根－生	20	2,000	10	2,222		2.2	神戸商店
	砂糖・上白糖	3	300		300	300		
	淡口しょうゆ	4	400		400	400		
	清酒・本醸造酒	2	200		200	200		
	かつお・昆布だし	30	3,000		3,000	3 kg		
	さやいんげん(冷)	10	1,000		1,000	1 kg		
こまつなのごま和え	こまつな・葉－生	40	4,000	15	4,706		4.8	神戸商店
	もやし・りょくとうもやし－生	20	2,000	3	2,062		2.1	神戸商店
	ごま－いり	3	300		300	300		
	砂糖・上白糖	2	200		200	200		
	濃口しょうゆ	2	200		200	200		
	かつお・昆布だし	3	300		300	300		
さつまいものみそ汁	さつまいも,皮つき－生	30	3,000	2	3,061		3.1	神戸商店
	油揚げ	5	500		500		12枚	△△豆腐店
	葉ねぎ・葉－生	3	300	7	323		※－	
	かつお・昆布だし	120	12,000		12,000	12 kg		
	米みそ・淡色辛みそ	6	600		600	600		
果物	うんしゅうみかん・じょうのう・普通－生	50	5,000	20	6,250		M 50個	神戸商店

表計算ソフト「エクセル栄養君」を使った例

48

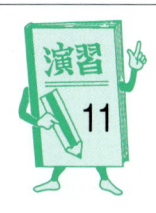

演習 11 発注量と出庫量の計算をしてみましょう．

発注・出庫量計算用紙

　月　　　日　　曜　　　班名（　　　　　　　）栄養士名（　　　　　　　　　　）

献立名	食　品　名	1人分純使用量 g	＿＿＿人分 純使用量 g	廃棄率 %	総使用量 g	出庫量 g	発注量 kg	業　者　名

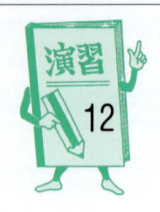

演習 12 発注伝票と出庫伝票を記入してみましょう．

発注伝票

発注日　年　月　日
　　　　　　　商店御中
　　　　大学　給食実習担当　氏名
下記の通り注文します
納品日時　月　日(曜日)　時：場所(　　)

食 品 名	発注量(kg)	備　考

出 庫 伝 票

実習日　年　月　日(曜日)
出庫日　年　月　日(曜日)

栄養士班		記録者	

食 品 名	出庫量(g)	料理名別重量		残　量(g)
^	^	料理名	重量g	^

発注・検収記録表

　　　　　　商店御中　　　　　　　　　　　　　　　発注日　年　月　日
下記の通り注文します　　　　　　　　　　大学　給食実習担当　氏名
納品日時　年　月　日　時　　　　　　　　場所(　　　　　　　　　)
発注：　　年　月　日(曜日)
検収：　　年　月　日(曜日)

栄養士班		記録者	
栄養士班		記録者	

食 品 名	発注量(kg)	検収量(kg)	生産地	期限表示	鮮　度	品　温℃	保存食採取チェック

8．栄養教育媒体の作成

　栄養教育は，対象者に必要な栄養知識を与え，自主的に望ましい食習慣に変容させることを目的としている．媒体は有効な「間接的（二次的）栄養教育」である．

1）媒体の役割

　媒体(media)は，五感(視覚・聴覚・臭覚・味覚・触覚)に訴えることにより，送り手から受け手へ意志を適切に伝え，正しい判断をしてもらうための仲立ちをするものである．
　広義には「言葉および話し方」を含み，狭義には「視聴覚媒体」を指す．

2）媒体の種類

❶ 使用方法による区分

　媒体の種類を表Ⅱ-1-43に示す．

❷ 学内給食管理実習で利用できる主な媒体

　(a) ポスター

　街頭や店頭，廊下などに貼って，伝えたい事柄を効果的な文字や絵により伝達するもので，実用性と美しさが要求される．
　目につきやすい印象的なもの，新鮮な感覚のもの，内容が整理されすぐわかるもの，色彩や配色に注意して明るい感じのものがよい．
　給食室の掲示板・窓枠・柱など，利用者の目につくところに貼る．
　内容は食物・栄養・衛生・マナーなどに関するものが適当である（図Ⅱ-1-4）．

表Ⅱ-1-43　媒体の種類

区分	媒体名	区分	媒体名
掲示媒体	掛図・図板（パネル） 統計図表 フランネルグラフ 地図・写真・標本 パネルシアター	印刷媒体	パンフレット リーフレット 手紙・ちらし・回覧 ポスター・壁新聞・標語 掲示文・カード
映写媒体	スライド・OHP 映画・フィルムグラフ		カレンダー・定期刊行物 逐次刊行物
演示媒体	実演・演劇・人形劇 紙芝居・ペープサート	その他	マッチ・うちわ・たれ幕 アドバルーン・カルタ
聴覚媒体	テープ・レコード・放送		看板・コンピュータ 黒板・風船・凧

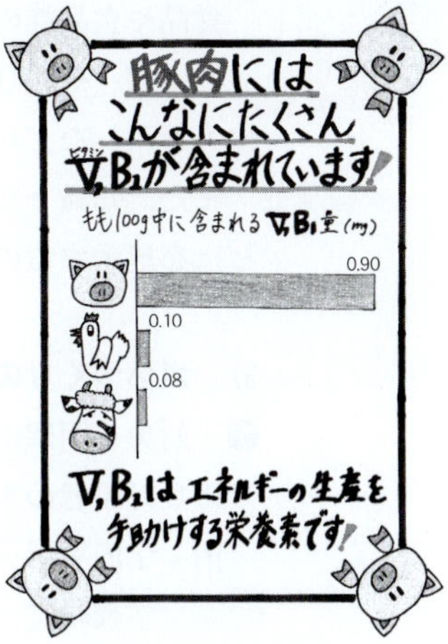

図Ⅱ-1-4　ポスター

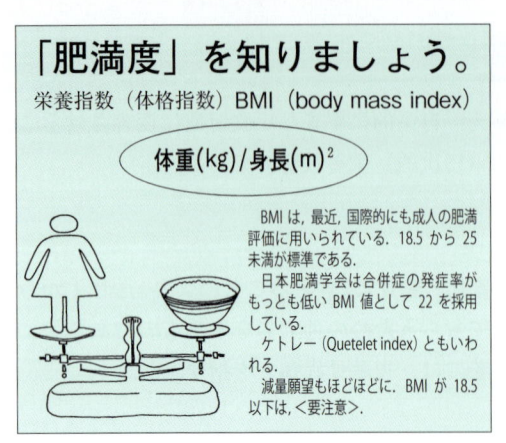

図Ⅱ-1-5　卓上メモ(1)　　　　　　　　　図Ⅱ-1-6　卓上メモ(2)

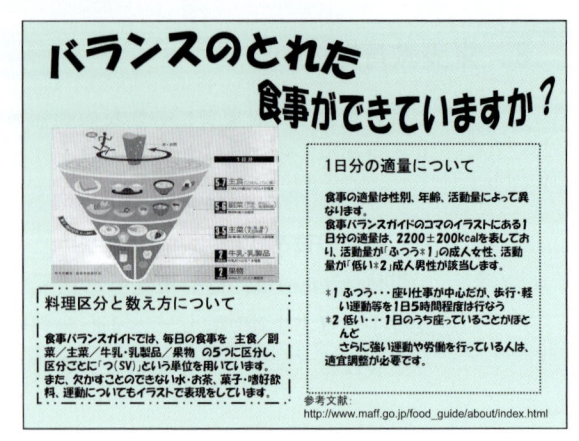

(b) 卓上メモ

B6判～A6判ぐらいの用紙を，メニュー立てにはさみ，卓上に置き，食事をしながら栄養教育をするものである．

内容は食物・栄養に関するもので，できればその日の献立について，または使ってある食品についてのものがわかりやすく，喫食率の上昇にもつながる．

記入内容は，わかりやすく興味をもてる表現が望ましく，短時間で理解できるものがよい．情報量が多過ぎてもかえって見づらい．

絵や図表を適当にレイアウトする（図Ⅱ-1-5，図Ⅱ-1-6）．

(c) 実物や標本・模型の展示

食品や食品群の理解を深めるために実物や標本・模型などを展示する（図Ⅱ-1-7）．

例えば，その日に使用した食品の中で特徴のあるものや珍しいもの（例：［新種の果物や輸入野菜］など）を展示する．

また，知識として理解を深めておきたいもの（例：［ほうれんそうとこまつなの違い］など）を展示するのもよい．

3) 媒体づくりの注意点

❶ 対象を明確にする

・給食対象者の年齢・性別・生活環境・社会環境・理解度などを考慮して作る

　　例：学内実習…………若い女性・男性
　　　　学校給食…………主に小学生（学年による理解度に注意）
　　　　老人ホーム………高齢者

❷ 内容はわかりやすく，具体的にする

・興味をもって読めるような文章にする

❸ 内容が正確である

・食品や栄養に関する情報が氾濫している中で，栄養士を目指す立場として適切な文献を選び，正しい内容を選択する

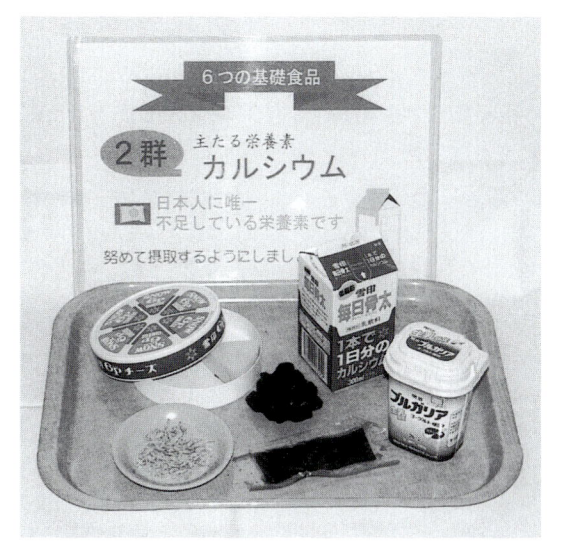

図Ⅱ-1-7　標本展示　6つの基礎食品（2群）

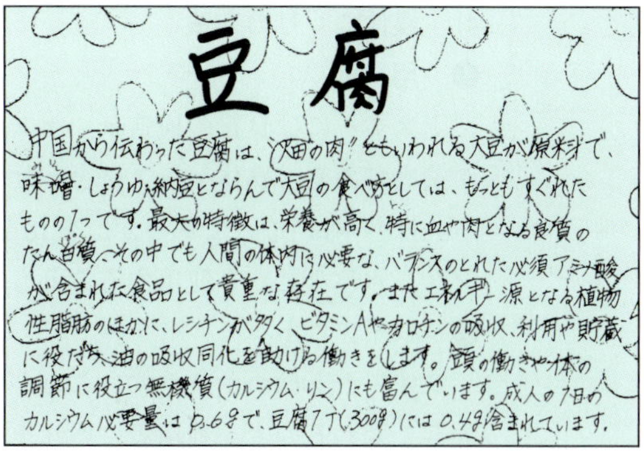

図Ⅱ-1-8　よくない媒体（例）

❹　文字の種類・大きさ・色のバランスを考慮する
・文字の種類や大きさは対象者に合わせる
・文字の色は一般的には黒色であるが，とくに強調したり目立たせたい箇所に限り，違う色を使う．ただし，乱用は避ける
❺　読みやすいように工夫する
・図案の着想やレイアウトが新鮮で，人目につくようにする
・多くの文字を書かないで，『空白を生かすレイアウト』にする
・読ませる方向は（横書き，縦書き）統一する
❻　タイトル表現はソフトにする
　例：「毎日1本の牛乳を！」
　　　「あなたは野菜不足ではありませんか？」
　　　「"標準体重"を知りましょう」

＊よくない媒体の例
　媒体づくりの注意点を守っていない例を図Ⅱ-1-8に示した．

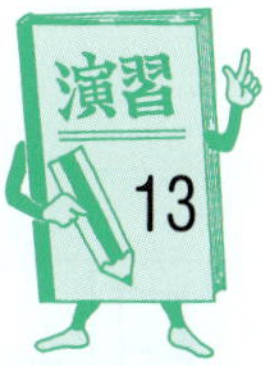

演習13　どこがよくないのか？　考えてみましょう．

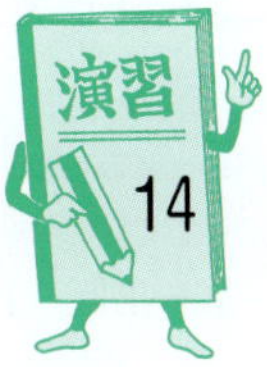

演習14　若い女性を対象とした，媒体を作ってみましょう．

4) 媒体づくりの方法
❶ 用　紙
　ポスターには良質の模造紙，ケント紙，画用紙などが適当である．卓上メモは，上質紙が適当である．媒体ケースに合わせたサイズを用いる．
　色は基本は[白]であるが，変化をつける場合には，薄い色のついた用紙（クリーム，ピンク，水色など）を使用することもある．
❷ レイアウト
　レイアウトはわかりやすいことが必要である．レイアウトの仕方によって媒体の印象は大きく変わるので，利用者に興味を引きつけるように配置することが必要である．コンピュータソフトを利用して作ることもできる．
　＊形のコントラスト
　　書体，イラストレーション，線の種類など，大小を使い分ける．
　＊色彩・明暗のコントラスト
　　視覚的な効果が高く，心理的に影響を与える効果も強いので，色の使い方には配慮を要する．明暗の使い分けも注意を引きつける要素である．
　＊タイトル（大見出し）
　　仕あがり寸法を考えて，はっきりわかりやすくするように少し大きめの字や，書体を変えてみる．
　＊文　字
　　文字は達筆である必要はないが，読みやすく美しく書く．見た目に文字がそろって見えるように，大きさをそろえる．横書きの場合は文字の高さを，縦書きの場合は文字の幅をそろえて書くこと．ひとつながりの文章の場合は，なるべく詰めぎみに書くとよい．下書きの時，いきなり文字を書かずに鉛筆で枠を描き，その枠一杯に書いていくと，うまくいく（図Ⅱ-1-9）．
　　文字を詰めて書くと，きゅうくつで美しくない．余白をとることが大切である．行と行はつめすぎないこと．縦に読むのか横に読むのか判読できないのでは困るので，1行分空けると読みやすい（図Ⅱ-1-10）．
　＊イラストレーション
　　媒体の内容を視覚的にわかりやすく表すような内容であること．乱用するとかえって見づらくなる．切り貼りや複写可能なイラスト集が販売されているので，利用することもできる．図Ⅱ-1-11に例を示す．

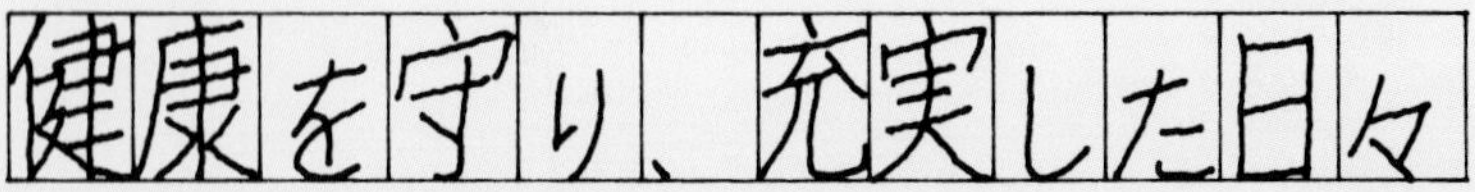

横書きは下の線を合わせると整って見える

図Ⅱ-1-9　横書きのコツ
（鈴木義行：栄養指導の媒体と作り方．第一出版，1989より）

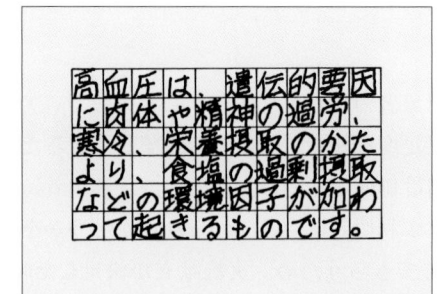

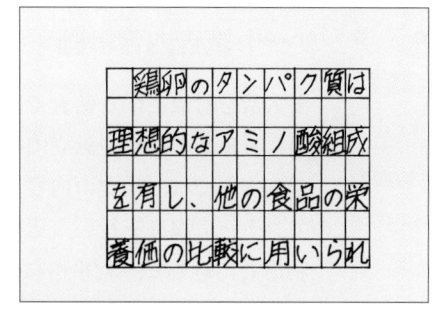

図Ⅱ-1-10 読みやすさの比較
(鈴木義行:栄養指導の媒体と作り方.第一出版,1995より)

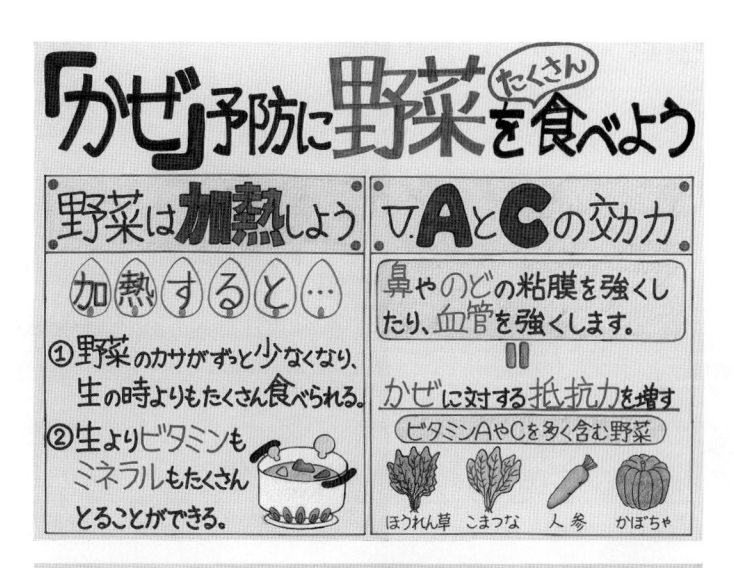

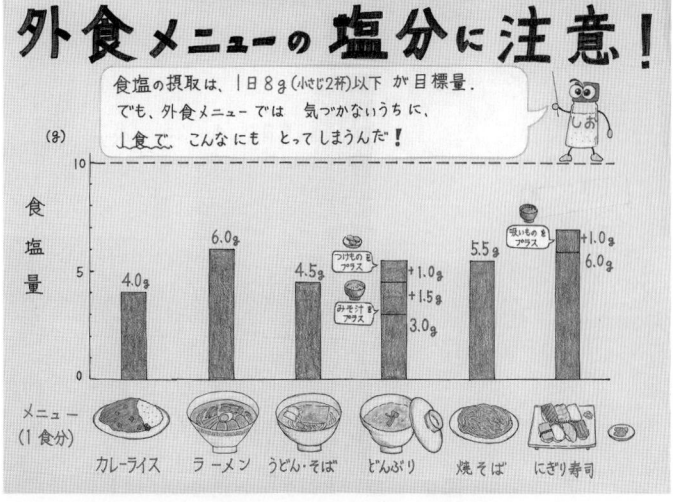

図Ⅱ-1-11 ポスターの例

9．アンケート調査内容計画

　多人数を対象とする給食では，対象者の嗜好が反映されにくいので，アンケート調査を行い，対象者の嗜好や献立内容の満足度を知り，対象者の希望をできるだけ取り入れる．

　学内実習では，給食の内容を反省評価する一つの方法として，利用者に対して献立内容のアンケート調査を行い，その献立が利用者に受け入れられたかどうかを知る．

　利用者に対して，食事中に回答してもらうため，実施献立が決定した時点で作成する．回収した後，残菜量と照らし合わせて，給食内容の評価に用いる．

1）アンケート調査の定義

　辻・有馬は，アンケート調査を次のように定義づけている．

　「アンケート調査は，社会のさまざまな分野で生じている問題を解決するために，関係している人々，あるいは組織に対して同じ質問を行い，質問に対する回答として，データを収集し，そのデータを解析することによって，問題解決に役立つ情報を引き出していくという一連のプロセスである．」

　アンケートの内容確認のためのチェックポイントを表Ⅱ-1-44に示す．

表Ⅱ-1-44　アンケート内容確認のためのチェックポイント

チェックポイント	チェック内容	喫食アンケートの場合
問題意識の再確認	なぜアンケート調査を実施しようと考えるようになったのか	残食の原因，喫食者の減少など
調査目的の明確化	どのような問題に対して，どのような情報を得るために調査を行うのか，はっきりさせる	嗜好のかたより，味つけの好み
調査項目の検討	調査目的を達成するためには，具体的に何を調べればよいのだろうか，仮説を立てて，調査項目を列挙していく	味つけ，量，温度，盛りつけなど

（辻 新六，有馬昌宏：アンケート調査方法．朝倉書店，1995より）

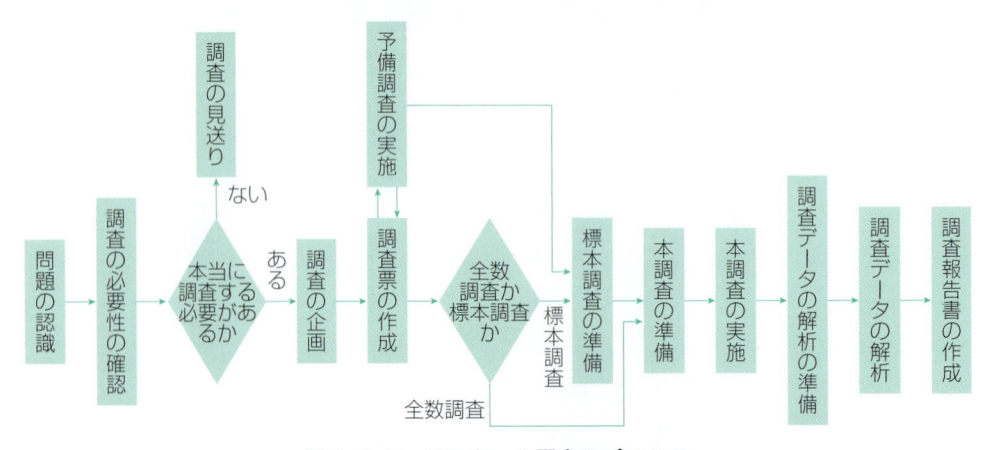

図Ⅱ-1-12　アンケート調査のプロセス
（辻 新六，有馬昌宏：アンケート調査方法．朝倉書店，1995より）

2) アンケート調査のプロセス
　　一般的なアンケート調査のプロセスを図Ⅱ-1-12に示す.

3) アンケートの質問項目
　❶ 給食の内容
　　・喫食量（残菜の実態）
　　・味つけについて：表現方法を混同しない（甘い，どちらでもない，辛いというような表現はない）
　　・適温給食について
　　・分量について
　　・料理のでき栄えについて
　❷ 嗜好調査・満足度調査
　　・料理や食品の好き嫌い調査
　　・食事サービスに対する満足度の調査
　アンケート用紙の例を表Ⅱ-1-45，図Ⅱ-1-13に示す.

表Ⅱ-1-45　アンケート用紙(1)　嗜好調査

副食について該当の所へ〇を入れて下さい		
好き嫌い ⑤ 大好き　　　　　　（　） ④ ちょっと好き　　　（　） ③ 普通　　　　　　　（　） ② ちょっと嫌い　　　（　） ① 大嫌い　　　　　　（　）	量について ⑤ 多すぎる　　　　　（　） ④ ちょっと多い　　　（　） ③ ちょうどよい　　　（　） ② ちょっと少ない　　（　） ① 少なすぎる　　　　（　）	塩味について ⑤ 塩からい　　　　　（　） ④ ちょっとからい　　（　） ③ ちょうどよい　　　（　） ② ちょっとみずくさい（　） ① 大変みずくさい　　（　）
甘味について ⑤ 甘すぎる　　　　　（　） ④ ちょっと甘い　　　（　） ③ ちょうどよい　　　（　） ② ちょっと足りない　（　） ① 甘さがきいていない（　）	酸味について ⑤ すっぱい　　　　　（　） ④ ちょっとすっぱい　（　） ③ ちょうどよい　　　（　） ② ちょっと足りない　（　） ① 酸がきいていない　（　）	油の使用量について ⑤ 油っこすぎる　　　（　） ④ ちょっと油っこい　（　） ③ ちょうどよい　　　（　） ② ちょっと足りない　（　） ① あっさりしすぎ　　（　）
香辛料の使用量について ⑤ 香辛料がききすぎ　（　） ④ ちょっとききすぎ　（　） ③ ちょうどよい　　　（　） ② ちょっと足りない　（　） ① 大変足りない　　　（　） 今日の料理の中に嫌いなものがあったらそれを書いて下さい	残した理由 お腹が空かない　　　（　） 量が多すぎた　　　　（　） 味がなかった　　　　（　） 嫌いなものがあった　（　） 嫌いだから　　　　　（　） 異物が入っていたから（　） その他　　　　　　　（　）	その他 ［何でもお気づきの事を 　お書き下さい］

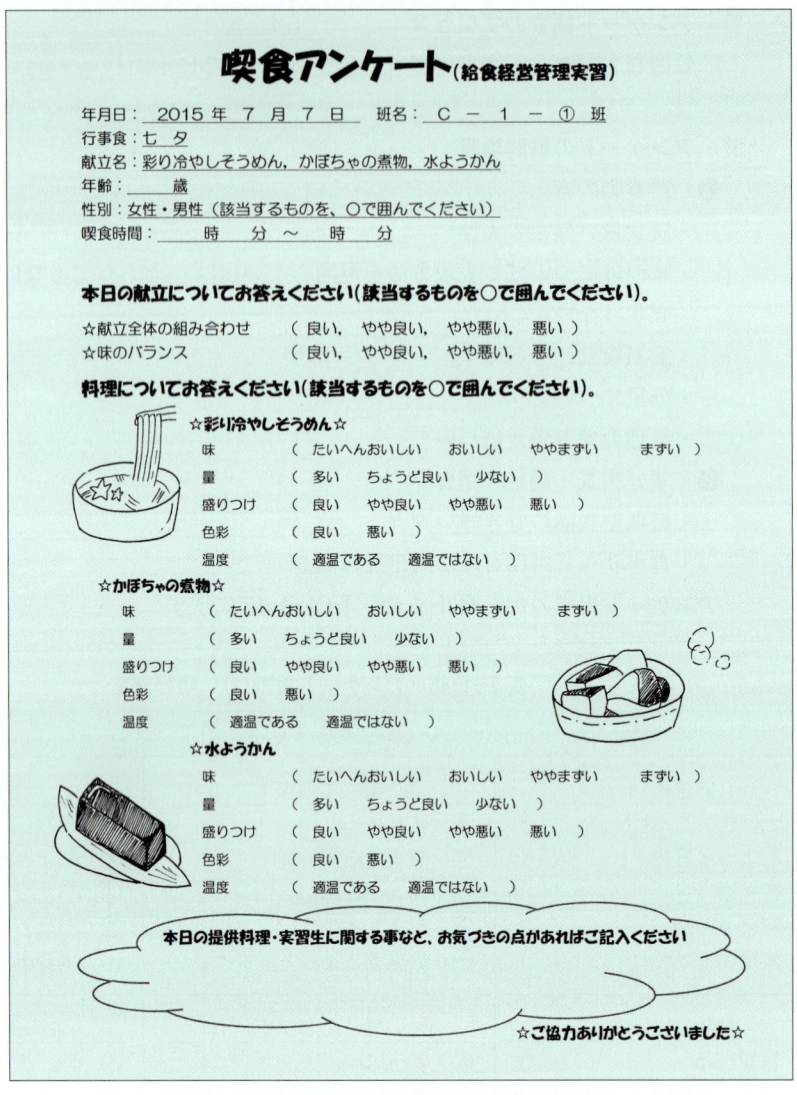

図Ⅱ-1-13　アンケート用紙(2)　喫食アンケート

4)　アンケート集計および結果の報告

　アンケートを集計して結果をまとめ，掲示などで報告する．

　利用者の状況を知り，残菜状況と合わせて考察する．結果を検討して，実習の反省材料とする．

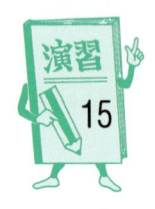

演習15　喫食アンケート用紙を作ってみましょう．

<2> 実 施（Do）

1．発注・出庫

発注・出庫計画（p.45）に基づいて行う．

1）発注方法の種類

　食品購入に関しては，営業担当者に発注したり，電話やファクシミリの利用，あるいは店頭で業者に直接発注するなどいろいろの方法があるが，いずれの場合でも，正確かつ確実を期するため，発注伝票を利用する．表Ⅱ-2-1に，発注方法の種類とその特徴を示す．

表Ⅱ-2-1　発注方法の種類とその特徴

方　法	メリット	デメリット	留意事項
電　話	手軽で便利	いい間違いや聞き違いを起こしやすい	必ず復唱して確認する
営業担当者（伝票）	確実性がある　説明をつけ加えられる	急な追加注文が生じた場合に不便	必ず伝票を手渡す
店　頭	食品の出回り状態，鮮度，価格，衛生状態など，直接確かめられる	時間と手間がとられる	食数が少ない，鮮度を重視する，高単価のものを買う時に利用する
ファクシミリ	即時に正確かつ確実に留守であっても発注できる	双方に機械が設置されていなければならない	ＦＡＸ番号を間違わないよう注意する　受理確認をする
郵　送	遠隔地でも可能である	納品までに時間がかかる	時間を考慮する
E-メール	即時に正確かつ確実に留守であっても発注できる	双方にメールアドレスを保有していないと使用できない	アドレスを間違わないように注意する．メール開封確認の設定にしておく

2）発注時期

　食品により発注時期を考慮する．
　食品の種類と発注時期を表Ⅱ-2-2に示す．

表Ⅱ-2-2　食品の種類と発注時期

食　品	種　類	発　注　時　期	注　意　点
生鮮食品（即日消費食品）	魚介類　豆腐類・肉類　野菜類　果実類	施設の規模により発注時期は異なるが，一般的には1〜2週間前に，または3〜数日前に発注する	使用の都度購入することが望ましい　使用当日の納品が原則
貯蔵食品（常備食品）	穀類・豆類　乾物類・油類　缶詰・びん詰　調味料類	在庫量を確認して，下限量になる前に入庫できるよう，発注から納品までの時期を考慮する	食品庫のスペース，保管中の品質低下，資金運用面などを考慮して，常に一定の在庫量を保つ

3) 発注方法

学内では一般的に電話での方法を用いる場合が多い．

以下に電話での発注方法を示す．

① 発注先の電話番号を確認して，電話する．
② 先方が出たら名乗り，発注伝票を見ながら，食品名，数量を告げる．
   例 「○○大学の給食経営管理実習室ですが，注文お願いいたします．木綿豆腐を15丁，厚揚げ5枚……」
   食品の数が2種類以上の場合は，「以上＊点です」と注文数を確認する．
③ 先方の復唱を確認する．
④ 次に納品日時を告げる．「＊月＊日＊曜日＊時までに納品お願いいたします」
⑤ 発注伝票は指定の場所に置くなど，紛失しないように保管する．

4) 出庫方法

出庫計画で作成した出庫伝票により，食品別，料理別に必要量を計量して出庫する．容器はボウルなどを使用し，計量後直ちにラップやふたをして異物の混入を防ぐ．

《出庫の注意事項》
・正確に計量を行う
・計量する分量に見合った大きさの計量器，容器を使用する．調味料は最小目盛り（感量）1gの計量器を用いて正確に計る
・ぬれた容器を使用しない
・こぼすなど，ムダが生じないようにする
・調味料は，メモなどで料理ごとに区分し間違わないようにする

《計量器の取扱い注意事項》
・水平な場所に置く
・載せ降ろしは静かに行う
・載せたままにしない
・水分，汚れは直ちに拭き取る
・持ち運ぶ場合は，台を持って移動し，落とさないようにする
・使用後きれいに拭いておく

2．検収・保管

1) 検　収

　検収とは，業者から納入された品物を発注伝票控えと納品伝票，現品とを照合して，以下の内容を点検したうえで，受領することである．その際，納品伝票に検収者が受領のサインをする．検収は常に厳正な態度で行わなければならない．

　生鮮食品は，原則として当日搬入する．

　納品伝票は月末に届く請求書と照合する．

❶ 検収内容

検収内容の項目としては，以下のような点があげられる．

- 数量…………実際に計量，箱詰めや袋詰めの場合は，包装の表示など確認
- 品質(鮮度)……………外観の鮮度を確認(**資料2参照**)期限表示の確認
- 価格(単価および金額)……………契約どおりの値段であるか，適正価格であるか
- 衛生状態…………包装などは破れたりしていないか，衛生的な容器に入っているか，腐敗・異臭などがないか
- 品温…………納品の際の品温は適当であるか（表Ⅱ-2-3）

> **資料2　食品の品質鑑別**
>
> 　納入された食品の品質は，正しい知識を基にして，官能検査(感覚的判断)，理化学的方法(客観的検査)によって鑑別する．ただし，理化学的方法は生鮮食品の鑑別には間に合わないことが多いので，一般的には官能検査で行われることが多い．
>
> **【官能検査】**
>
> 　官能検査は視覚(外観・色沢)，味覚，嗅覚(香り)，聴覚(音)など五感によって品物を鑑別する方法である．日常の鑑別には時間的，設備の点から人の官能による場合が多い．経験による熟練が必要であり，五感は個人差やその時の健康状態によっても影響を受けやすい．一般的には包装に表示されている品質保持期限，産地，消費期限，重量，分量などを確認し，包装を開封したときに，色，香り，形，大きさ，弾力，硬さ，手触り，沈殿物，光沢などで，判断することが多い．
>
> 　官能検査で判明しない場合，理化学的方法を用いる．
>
> **【理化学的鑑別方法】**
>
> 　物理学的方法：比重，融点，硬度，容量，温度，乾燥度，凝固点，紫外線照射などを測定し，判断する．
>
> 　化学的方法：成分，添加物，有害物，抗生物質，農薬などの分析，活性酸素，酸化されやすいビタミン，pH(腐敗)の測定などを行う．
>
> ☞詳しくは「食品衛生検査指針」(厚生労働省)「ビジュアル版食品衛生検査法―手順とポイント」(中央法規出版)などを参照するとよい．

表Ⅱ-2-3　原材料，製品等の保存温度

食　品　名	保存温度
穀類加工品（小麦粉，デンプン）	室　温
砂糖	室　温
食肉・鯨肉	10℃以下
細切した食肉・鯨肉を凍結したものを容器包装に入れたもの	－15℃以下
食肉製品	10℃以下
鯨肉製品	10℃以下
冷凍食肉製品	－15℃以下
冷凍鯨肉製品	－15℃以下
ゆでだこ	10℃以下
冷凍ゆでだこ	－15℃以下
生食用かき	10℃以下
生食用冷凍かき	－15℃以下
冷凍食品	－15℃以下
魚肉ソーセージ，魚肉ハム及び特殊包装かまぼこ	10℃以下
冷凍魚肉ねり製品	－15℃以下
液状油脂	室　温
固形油脂 （ラード，マーガリン，ショートニング，カカオ脂）	10℃以下
殻付卵	10℃以下
液卵	8℃以下
凍結卵	－18℃以下
乾燥卵	室　温
ナッツ類	15℃以下
チョコレート	15℃以下
生鮮果実・野菜	10℃前後
生鮮魚介類 （生食用鮮魚介類を含む）	5℃以下
乳・濃縮乳 脱脂乳 クリーム	10℃以下
バター チーズ 練乳	15℃以下
清涼飲料水 （食品衛生法の食品，添加物等の規格基準に規定のあるものについては，当該保存基準に従うこと）	室　温

（大量調理施設衛生管理マニュアル．厚生労働省，2017 より）

・異物…………衛生害虫などの異物の混入はないか

❷　検収者

　一般には食品の鑑別知識のある者（栄養士，調理主任など）が検収を担当する．学内実習では栄養士役がこれに当たる．複数で行うことが望ましい．

❸　不適格品納入時の処理

　検収の結果，不適格な品物があれば，直ちに返品し，代替品を納入してもらう．衛生的に懸念される場合は，決して使用してはならない．時間的に間に合わない時は，献立を変更せざるを得ない．使用に耐える程度ならば，価格交渉により値引きしてもらうなど，適切な処置をとる．

II 給食運営管理実習プロセス

表 II-2-4 食品の保存期間（だいたいの目安）

食品名	保存の目安	開封前	開封後	備考
乳・乳製品	牛乳・加工乳・乳飲料・クリーム	冷 1週間	冷 2日（含，開封当日以下，同）	冷は「冷蔵庫（0～10℃）内で保管して」の意（以下，同）
	発酵乳（ヨーグルト類）	冷 2週間	冷 2日	
	乳酸菌飲料（発酵後，殺菌していないもの）	冷 10日	冷 2日	
	乳酸菌飲料（発酵後，殺菌し濃縮したもの）	1年半	冷 2週間	開封前は室温保管でよい
	プロセスチーズ	冷 1年	冷 2週間	いずれも開封後は切り口にラップをかける
	ナチュラルチーズ	冷 1～6カ月	冷 1週間	
	バター・マーガリン	冷 6カ月	冷 2週間	缶入りバターは缶詰ではないので，常に要冷蔵
	加糖練乳・無糖練乳	1年半	冷 2週間	開封後は清潔な容器に移し替えて冷蔵する
	全粉乳などの粉乳類（育児用含む）	1～1年半	1カ月	開缶後は湿気のない低温のところで保管．冷蔵庫に入れないこと
食肉・同加工品	量り売りまたは簡易な包装の食肉類（牛・豚・鶏などのスライス品やひき肉など）	冷 購入日を含めて2日		冷はできるだけ「5℃以下」とする．なお，鶏肉はとくに鮮度低下が早いので，要注意である
	量り売りのウインナーソーセージ類（含，簡易な包装）および量り売りのハム・ソーセージ（スライス品）	冷 購入日を含めて2～5日		製造日～購入日の長さいかんで保存期間もかなり異なるので，表示に注意する
	ウインナーソーセージ（真空包装またはガス置換）およびフランクフルトソーセージ（同上）	冷 15～25日	冷 3日	〃
	スライスハム（真空包装）	冷 20～25日	冷 2日	〃
	1本売りのロースハム・ボンレスハムなど	冷 1カ月	冷 10日	同上．開封後は切り口にラップをかける
魚介類・同加工品	生食用鮮魚介類（魚・貝・いか・えびなど）	冷 購入日当日		冷はできるだけ「5℃以下」とする
	加熱調理用魚介類（切り身など）	冷 購入日を含めて2～3日		
	生干し類（あじ・いわし・ししゃも・しらぼしなど）	冷 購入日を含めて5日		簡易な包装のものも含む
	かまぼこ（簡易包装）	冷 1週間	冷 2日	開封後は切り口にラップをかける
	かまぼこ（真空包装）	冷 2週間	冷 2日	
	はんぺん（簡易包装）	冷 5日	冷 2日	
穀類・同加工品	穀類	6カ月		湿気のない低温の所に保管（20℃以上にならないこと）する
	乾めん（うどん・そば・きしめんなど）	1年		〃
	〃　（ひやむぎ）	1年半		〃
	〃　（マカロニ・スパゲッティ）	3年		〃
	茹でめん（うどん）	冷 2～3日		
冷凍食品		凍 2～3カ月（最長のもので1年）		凍は「冷凍庫に（-18℃以下）内で保管して」の意．なお，解凍したものは当日使い切ること
缶詰（果物・野菜類・食肉・魚介類の加工品）		4～5年	冷 2～3日	開封後は清潔な容器に移し替えて冷蔵する
ジャム・マーマレード類（びん入り）		2年	冷 1カ月	開封後は要冷蔵．低糖度のものは冷で10日
豆腐（充填包装）		冷 6～7日	冷 当日	
豆腐（水入り簡易包装）		冷 3日	冷 当日	
納豆		冷 10日		アンモニア臭が発生したときは廃棄する
甘みそ（塩分6％以下のもの）		冷 3～4カ月	冷 2カ月	
甘塩みそ（塩分9～10％）		3～4カ月	1カ月	
辛みそ（塩分10％以上）		6カ月	2カ月	
和生菓子		2～3日		
洋生菓子		冷 1～2日		
食パン類		2～3日		
調味料類	しょうゆ（ポリ容器）	1～1年半	1カ月	日光を避け，冷暗所に保管する
	マヨネーズ（ポリ容器）	7カ月	冷 1カ月	
	ドレッシング（ガラス容器）	1年	冷 1カ月	
	植物油（ポリ容器）	1年	1～2カ月	冷暗所に保管する
	植物油（缶容器）	2年	1～2カ月	
	トマトケチャップ（ポリ容器）	2年	冷 40日	
	ソース（ポリ容器）	2年	1カ月	
	食酢（ガラス容器）	2年	冷 6カ月	

注）　1．冷，凍の記載のないものは，室温（20℃を超えない）で保管できる．
　　2．開封前の保存期間は，製造年月日からおおよその目安であるが，取り扱いや保存の条件で変わる．
　　3．表の保存期間は，すべてだいたいの目安なので，あまりこれにこだわらず，官能的に異常を感じるときは供食を避ける．
資料）　東京都食品衛生協会，1991．

2) 保　管

　検収が終わった原材料は検査用の保存食を採取した後，衛生的に取り扱い，それぞれの食品の品質保持に最適な条件(温度，湿度，光，通風)の場所に保管し，保管中に変質や変敗が起こらないようにする．

　食品保管の方法および注意点を以下にあげる．

① 冷蔵庫内の魚・肉類，野菜類の保管場所は区別する．
② 野菜類の保存については，適温の場所を選び，陽に当てない，風に当てない，蒸らさないことが大切で，一般的にはポリエチレン袋などで包装して保管する．
③ 缶詰（使用に際しては缶の状態などを十分注意し，洗浄してから缶を開ける），乾物，調味料など常温で保存可能なものを除き，食肉類，魚介類，野菜類などについては，1回で使い切る量を購入する．
④ 豆腐の場合は，実習室用の容器に移し変えて，冷蔵庫に保管する．
⑤ ふたつきの衛生的な容器に入れる．
⑥ 置く位置を決め，整理整頓する．
⑦ 種類や数量がわかりやすいように，食品名などの表示面は手前に向ける．
⑧ 先入れ，先出しをして，食品の点検を定期的に行う．
⑨ 冷蔵庫に保管の場合は，納品されたダンボール箱ごと入れない．
⑩ 原材料は，直接床面に接触させない（スノコなどを設ける）．

　食品の保存期間の目安を**表Ⅱ-2-4**に示す．

3．実習食堂(試食室)の準備

　実習食堂(試食室)は，設備の善し悪しだけでなく，利用者が楽しく，心がなごみ，リラックスして食事ができる場所でなければならない．そのためには，実習食堂(試食室)が清潔で上品に整えられ，よい雰囲気で食事ができるような配慮が大切である．

1)　床・テーブルの準備
・床は清掃し，テーブルはテーブルふきんで拭く
・テーブル・いすの整頓をする
・手洗いコーナーの整備をする（洗剤などの補充確認）
・下膳コーナーの整理整頓をする

2)　献立表の掲示
・実習当日の[献立表]を利用者が見やすい場所に掲示する
・掲示用献立表には，月日，献立名，栄養価，≪献立ひとくちメモ≫（献立の工夫点などを記入）などを示す．いろいろな形式があるが，一例を表Ⅱ-2-5に示す．

表Ⅱ-2-5　給食実習献立表

給食実習班　　—　　—				○○大学　給食実習室
年　　月　　日（　　）		栄養素名等	栄養摂取量	栄養目標量
献立名		エネルギー	kcal	kcal
		たんぱく質	g	g
		脂　質	g	g
		食物繊維総量	g	g
	ミネラル	カルシウム	mg	mg
		鉄	mg	mg
≪献立ひとくちメモ≫	ビタミン	A(レチノール活性当量)	μgRAE	μgRAE
		B₁	mg	mg
		B₂	mg	mg
		C	mg	mg
		食塩相当量	g	g

食材のアレルゲン〔　　　　　　　　　　　　　　　　　　　　　　　　　　　　　〕
≪ご注意ください≫
※この情報は，アレルギー食品の使用の有無を表示するもので，アレルギー症状が発症しないことを保証するものではありません．
　調理の過程で，本来食材に含まれないアレルギー物質が混入する可能性があります．調理用什器など，共通の器具を使用して調理しております．
　調味料などは，アレルギー表示内容に含まれていない場合があります．

3)　ポスター・卓上メモの設置

　　ポスターを貼り，卓上メモをカードケースにセットし，テーブルに置く．

4)　アンケート用紙・筆記用具の準備

　　アンケート用紙は利用者数準備し，記入のための筆記用具（鉛筆などは削っておく）を置く．

5)　雰囲気づくり

　　行事食の場合は，その行事に合わせた雰囲気が出るものを用意すると楽しめる．

例　七夕

　　食堂の入り口や献立掲示板などに，笹の葉や短冊の飾りつけをする．

例　クリスマス

　　食堂の入り口に，クリスマスリースやツリーを飾る．

　　クリスマスソングをBGMとして流す．

　　クリスマスにちなんだ絵柄(雪の結晶，トナカイ，サンタクロースや文字など)の白色の粉を窓や扉にスプレーする．

6)　お茶の準備

　　お茶は自由に飲めるように，給茶器やテーブルの上などにポットを準備する．和食・洋食・中華など，料理に合わせたお茶（日本茶，紅茶，ウーロン茶など）を工夫するのもよい．

7)　テーブルふきんの準備

　　テーブルふきんは，適度に絞り，形よくたたんで，おしぼり台に載せる．

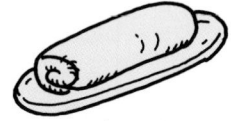

テーブルふきん

8)　テーブル花

　　花は一輪あるだけで，温かい感じを与えるので，予算がゆるせば飾るとよい．

　　花を飾る時は次の点に注意する．

①　花瓶は，一輪差し程度の安定性のよい物を使用する．
②　花は，虫のついていないもの，花粉の量の少ないもの，香りの強くないもの，日もちのするもので，季節や行事に合ったものを選ぶ．
③　水は7〜8分目程度入れ，花瓶の回りについた水はきれいに拭きとる．

9)　調味料スタンドの用意

　　実習では，味を調整して作っているので必要はないが，場合によっては用意することもある．

4．大量調理実習

1) 大量調理の特徴

　大量調理は少量調理と違い，大量の食材料を取り扱い，使用する機器類が大型化し，火力が強力であるなどの特徴がある．決められた人数で，決められた時間内に作りあげるという制約の中で，作業を進行するためには，食中毒が起こらないように，衛生面に十分配慮し，また，けがなどの事故を防止し，安全に努めることが大切である．

❶　大量調理の留意事項

《作業進行上の留意事項》
- 決められた時間内に仕上げるために，作業は手順に沿って正しく行う
- 機器類は能率的な作業が行えるように，特徴（火加減，余熱，沸騰までの時間など）を知って取り扱う

《衛生・安全上の留意事項》
- 大量調理においては，調理場やシンクの使い分け，調理機器類の区別などを行い，食中毒予防に努めることが必要である
- 調理場は，食品の各調理過程ごとに，汚染作業区域（検収室，下処理コーナー），非汚染作業区域〔さらに準清潔作業区域（主調理コーナー）と清潔作業区域（盛りつけコーナー）に区分される〕に区分する
- シンクは，加熱調理用食材，非加熱調理食材，器具の洗浄に用いるシンクなど，必ず用途別に使い分ける
- 包丁，まな板などの器具，容器などは用途別および食品別（下処理用は，肉類用，魚類用，野菜類用の別，調理用は加熱調理済み食品用，生食野菜用の別）にそれぞれ専用のものを用意し，色分け区分して混同しないように使用する
  色分け区分の例：野菜用…緑，肉用…赤，魚用…青，調理済食品用…白など
- 食品や移動性の器具および容器類は，床面からの跳び水などによる汚染を防止するため，床面から 60 cm 以上の場所で行う．ただし，跳ね水からの直接汚染が防止できる場合には，30 cm 以上の台にのせて行う
- 機器類は正しい使用方法で取り扱い，切り傷ややけどなど事故を防止する
- 床に，野菜の切り屑や油，水（ドライシステムの場合）などを落とさないようにし，床に落ちた場合はすぐ清掃する（p. 107 を参照）

❷　大量調理施設衛生管理マニュアル

　給食施設における食中毒を予防するため，HACCP の概念に基づき，調理過程における重要管理事項を示したものである．このマニュアルに沿った衛生管理を徹底することが重要である．p. 71〜75 に具体的な内容を示している．

資料3　食中毒予防

食中毒は絶対あってはならず，一度事故が発生すると喫食者の健康を害するだけでなく社会的信用，評価の低下を招く．喫食者が安心して食べられる食事作りを心がけるために，十分な知識と対策で予防する．

① 食中毒の発生状況

令和元年度の食中毒発生状況を図A〜Cに示す．細菌性食中毒は，発生事件数はほぼ横ばい，患者数は3月，7〜9月に多く発生している．ウイルス性食中毒は，事件数・患者数ともに1〜4月，12月に多く発生している．判明原因食品は魚介類とその加工品が最も多く，判明事件数はアニサキス，判明患者数はノロウイルスが最多となった．

② 食中毒の予防

細菌性食中毒の予防には，細菌を付着させない，増殖させない，死滅させる，持ち込まないの4原則がある．予防の留意点をi〜iiiに示す．

i 新鮮な食材料を用いてよく洗い，調理する人は手指の洗浄，消毒を行い，また調理器具も洗浄を十分行い，兼用を避け，汚染を防ぐ．食品保管には専用容器に入れ，ふたまたはラップをかける．

ii 細菌の増殖には温度，水分，時間等が大きく関与しているので，調理時間を短縮し，調理後は2時間以内に喫食し，また10℃以下の低温か65℃以上で保存して，細菌の増殖を防ぐ．

iii 細菌は熱と乾燥に弱いため，食器，器具類などは洗浄，消毒後十分乾燥する．危険性がある場合，薬品による消毒，加熱等による殺菌の方法を取ることも必要である．

なお，厚生労働省からの通知や報告では，ノロウイルスの不活化には，「大量調理施設衛生管理マニュアル」に添った殺菌法を用いることとされている．

③ 食中毒発生時の処理

食中毒と診断するのは医師である．医師が保健所に届け出ると，食品衛生監視員が調査に来る．施設長または食品衛生責任者（給食責任者）は概要を保健所に速やかに連絡し，保健所の指示に従う．

【通報内容】

i 発病年月日および時刻　ii 食中毒患者もしくはその疑いのある者，または死者の所在地，氏名および年齢　iii 食中毒の原因　iv 診断を受けた医師名・住所　v 診断，または検案年月日および時刻

【調査のために必要なもの】

i 保存食　ii 食中毒発生前2週間分の献立表，調理操作過程，調理担当者　iii 食材の納入記録（検収簿）　iv 調理時刻，喫食時刻，食品の温度管理表　v 衛生点検表（給食従事者）　vi 健康診断書，検便検査結果（給食従事者）　vii 48時間以内の喫食状況調査表　viii 給食日誌等，食中毒発生日の施設の状況記録表　ix 納入業者一覧表

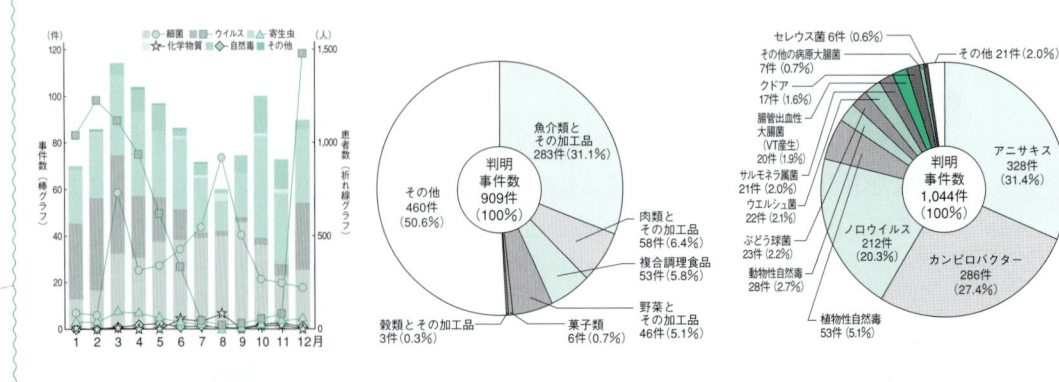

図A　月別発生状況

図B　原因食品別発生状況

図C　原因物質別発生状況

2) 大量調理実習の手順

大量調理実習は図Ⅱ-2-1の手順で行う．

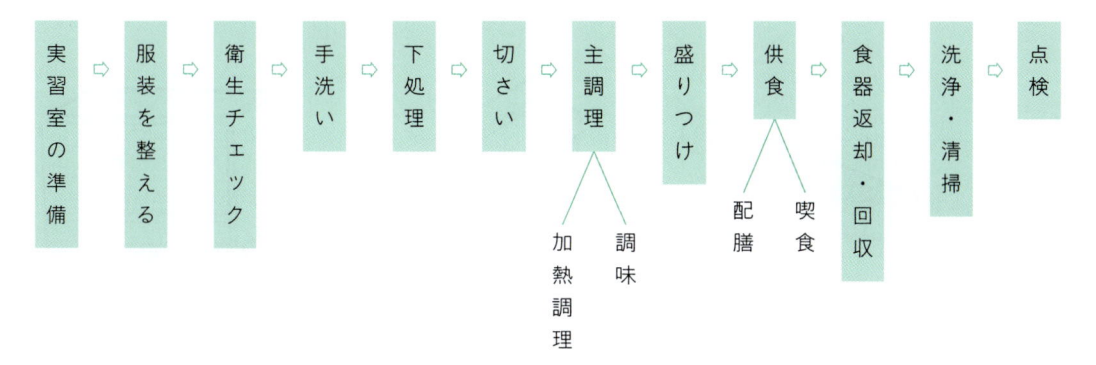

実習室の準備 ⇒ 服装を整える ⇒ 衛生チェック ⇒ 手洗い ⇒ 下処理 ⇒ 切さい ⇒ 主調理（加熱調理・調味）⇒ 盛りつけ ⇒ 供食（配膳・喫食）⇒ 食器返却・回収 ⇒ 洗浄・清掃 ⇒ 点検

図Ⅱ-2-1　大量調理実習の手順

❶　実習室の準備
- 電気のスイッチを入れる
- 使用水（食品製造用水）の確認：作業前に5分程度流水，遊離残留塩素（0.1 mg/l 以上であること，調理作業始業前・終了後に検査），色，濁り，におい，異物などの確認をして，記録する
- ガスの元栓を開ける
- 排気ファン，空調のスイッチを入れる（調理場は，十分な換気を行い，湿度は80％以下，温度は25℃以下に保つことが望ましい）
- 消毒液を用意する
- 生ゴミ用バケツにポリ袋を用意する

❷　服装を整える（p.2, 3参照）

❸　調理従事者の衛生チェック（衛生点検表，p.76）

　実習直前に，服装が整っているか，検便の結果（陰性）は提出されているか，手指は清潔であるかなどの衛生チェックを行う．調理，点検に従事しない者が，やむを得ず，調理室に立ち入る場合には，専用の清潔な帽子，外衣および履き物を着用する．

❹　手洗い

　衛生は『手洗いに始まり，手洗いに終わる』といわれるように，汚染の伝播は手指を介して起こることが多い．
　次のようなときは指定された方法で手洗いをする．

　　ⓐ　作業を始めるとき
　　ⓑ　肉・魚・卵などに触れたとき
　　ⓒ　加熱しないで，そのまま食べる食品を取り扱う前
　　ⓓ　盛りつけ・配膳作業にかかる前
　　ⓔ　ゴミなど，食品以外のものに触れたとき
　　ⓕ　用便の後
　　ⓖ　汚染作業区域から非汚染作業区域に移動するとき

(a) 手洗いの方法

手洗いには図Ⅱ-2-2のような道具を用いるとよい

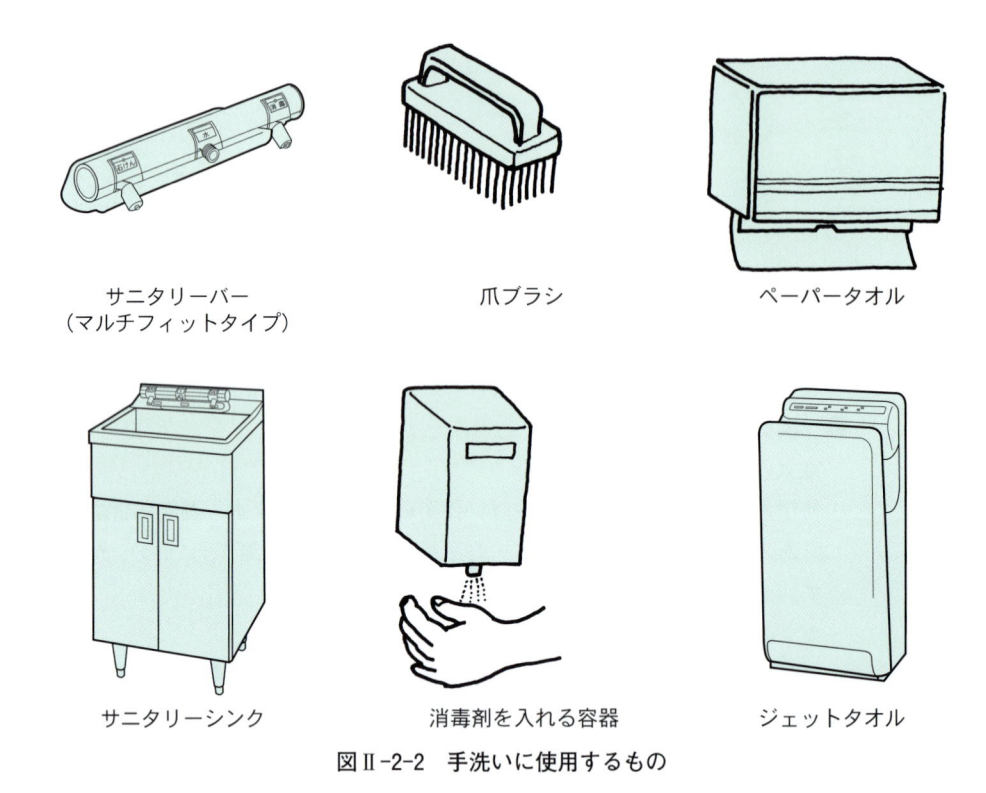

サニタリーバー （マルチフィットタイプ）	爪ブラシ	ペーパータオル
サニタリーシンク	消毒剤を入れる容器	ジェットタオル

図Ⅱ-2-2　手洗いに使用するもの

資料4　手指に傷がある場合の処置

原則として直接調理業務に携わることを避ける．ただし，軽度の傷の場合は，現場の責任者（担当教員）に申し出て，調理業務につくかどうかを決定すること．

注）傷のある場合は必ず常時手袋をはめる
① 手洗いをする
② 傷口を救急絆創膏で手当する
③ 手袋をはめる
④ 再度，手洗いする

※異物混入を発見しやすいカラー（青色など）手袋や絆創膏を利用すると，アクシデントが起こりにくい．

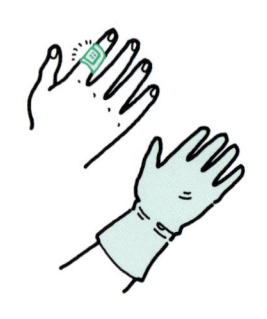

(b) 手洗いの順序

手洗いは図Ⅱ-2-3のように行う．

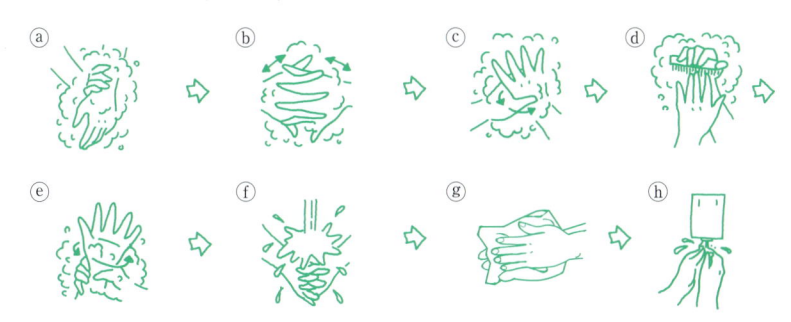

図Ⅱ-2-3　手洗いの順序

≪洗浄と消毒≫
ⓐ 水道水で手を濡らして石けん*を十分につけ，手のひら，手の甲をよくこする．
ⓑ 左右の5本の指を互いに組み合わせてこする．
ⓒ 親指と人差し指の内側をそれぞれ，反対の手で十分こする．
ⓓ 指先は爪ブラシ**を使用し，指先と指の縁を念入りに洗う(爪の間・生え際は細菌と汚れが集まっている)．ただし，十分な数を揃え，適宜消毒するなど衛生的な取り扱いが必要である．
ⓔ 手首は反対の手でつかみ，手首を回しながら洗う．さらに，ひじまでよく洗う．
★ⓐ～ⓔに30秒程度時間をかける
ⓕ 石けん分を十分に流水で落とす(20秒程度)．
　上記ⓐ～ⓕを，2回以上実施する．
ⓖ 使い捨てペーパータオルでふくか，温風乾燥機で乾燥する（タオル等の共用はしないこと）．
ⓗ 消毒用のアルコール***をかけて手指によくこすりこむ．
　手指の消毒は擦式法(ラビング法)で行う．一定量の速乾式擦式製剤を手掌にとり，乾燥するまで摩擦し消毒する方法である．最も簡便で，徐菌効果が高い方法である．

❺ 食品取り扱い衛生チェック事項(大量調理施設衛生管理マニュアル　最終改正：平成29年6月16日)

各種点検表はp.77～79に示す．

(a) 原材料の受け入れ・下処理段階における管理
① 原材料については，品名，仕入元の名称及び所在地，生産者(製造または加工者を含む)

---
　*アルボース石けん液を7～10倍に希釈し使用
　**爪ブラシは，不衛生な取り扱いにより細菌が増殖し，二次汚染の原因となってしまう場合がある．
***消毒用アルコール（70％エチルアルコール）
　アルコールを手にとり，よくすりこむ．70％エチルアルコールは殺菌効果は高いが，ヒトの皮膚に対する拡散や揮発性が適度で，傷つけにくい．

> **資料5　手荒れの予防**
>
> 　手荒れの原因は，過度の水仕事や洗い物，洗剤への手の浸し過ぎなど，皮膚表面の水分が蒸発しやすくなり，水分が失われるために生ずるものである．
> 　手荒れ予防の原則を下記に示す．
> 　① 洗剤などは適正濃度を使用する
> 　② 洗剤使用の場合，できるだけゴム手袋などを使用する
> 　③ 水作業後はよく手をすすぎ，洗剤成分を落とす
> 　④ 手の水気をとる
> 　⑤ ハンドクリームを擦り込むようにぬる
> 　⑥ 手指をよくマッサージして血行をよくし，皮脂の分泌を促進する
> 　⑦ 手指をできるだけ清潔に保つ
> 　⑧ 手荒れが進行するようであれば，素人療法をやめ，皮膚科専門医の診断を受ける
>
> 　　　　　　　　　　　　　　　　　　　　　　（西田 博：手洗いの科学．幸書房，1981 より）

　　の名称及び所在地，ロットが確認可能な情報(年月日表示またはロット番号)並びに仕入れ年月日を記録し，1年間保管する．
② 原材料については，納入業者が定期的に実施する微生物および理化学検査の結果を提出させる．その結果については，保健所に相談するなどして，原材料として不適と判断した場合には，納入業者の変更等適切な措置を講じる．この結果は1年間保管する．
③ 加熱せずに喫食する食品(牛乳，発酵乳，プリン等容器包装に入れられ，かつ，殺菌された食品を除く)については，乾物や摂取量が少ない食品も含め，製造加工業者の衛生管理の体制について保健所の監視票，食品等事業者の自主管理記録票等により確認するとともに，製造加工業者が従事者の健康状態の確認等ノロウイルス対策を適切に行っているかを確認すること．
④ 原材料の納入では，調理従事者らが必ず立ち合い，検収場で品質，鮮度，品温〔運搬の際の適切な温度管理（p.62 参照）を含む〕，異物混入等を点検し結果を記録する．
⑤ 原材料の納入では，缶詰，乾物，調味料等常温保存可能なものを除き，食肉類，魚介類，野菜類等の生鮮食品は，1回で使い切る量を調理当日に仕入れるようにする．
⑥ 野菜及び果物を加熱せずに供する場合には，(d)①に従い，流水(食品製造用水[注1]として用いるもの．以下同じ)で十分洗浄し，必要に応じて次亜塩素酸ナトリウム等で殺菌[注2]した後，流水で十分すすぎ洗いを行うこと．特に高齢者，若齢者及び抵抗力の弱い者を対象とした食事を提供する施設で，加熱せずに供する場合(表皮を除去する場合を除く)には，殺菌を行うこと．
　注1：従前の「飲用適の水」に同じ．〔「食品，添加物等の規格基準」(昭和34年厚生省告示第370号)の改正により用語のみ読み替えたもの．定義については同告示の「第1食品 B 食品一般の製造，加工及び調理基準」を参照のこと〕
　注2：次亜塩素酸ナトリウム溶液又はこれと同等の効果を有する亜塩素酸水（きのこ類を除く），亜塩素酸ナトリウム溶液（生食用野菜に限る），次亜塩素酸水並び

に食品添加物として使用できる有機酸溶液．

(b) 加熱調理食品の加熱温度管理

　加熱調理食品は(e)①〜③に従い中心温度計を用いるなどにより中心部が75℃で1分間以上（二枚貝等ノロウイルス汚染のおそれのある食品の場合は85〜90℃で90秒間以上）またはこれと同等以上まで加熱されていることを確認するとともに，温度と時間を記録する．

(c) 二次汚染の防止

① 調理従事者等（食品の盛りつけ・配膳等，食品に接触する可能性のある者および臨時職員を含む．以下同じ）は，次の場合には，必ず流水・石けんによる手洗いにより，しっかりと2回（その他の時には丁寧に1回）手指の洗浄及び消毒を行うこと．なお，使い捨て手袋を使用する場合にも，原則として次に定める場合に交換を行うこと．

・作業開始前および用便後
・汚染作業区域から非汚染作業区域に移動する場合
・食品に直接触れる作業にあたる直前
・生の食肉類，魚介類，卵殻等微生物の汚染源となるおそれのある食品等に触れた後，他の食品や器具等に触れる場合
・配膳の前

② 原材料は隔壁等で他の場所から区分された専用の保管場に保管設備を設け，食肉類，魚介類，野菜類等，食材の分類ごとに区分して保管する．この場合，専用のふた付き容器に入れ替えるなどして，原材料の包装の汚染を保管設備に持ち込まないようにし，原材料の相互汚染を防ぐ．

③ 下処理は汚染作業区域で確実に行い，非汚染作業区域を汚染させないようにする．

④ 包丁，まな板などの器具，容器等は用途別および食品別（下処理用は，魚介類用，食肉類用，野菜類用の別，調理用は加熱調理済み食品用，生食野菜用，生食魚介類用の別）にそれぞれ専用のものを用意し，混同しないように使用する．

⑤ 器具，容器等の使用後は，全面を流水で洗浄し，さらに80℃，5分間以上の加熱または同等の効果を有する方法で十分殺菌した後，乾燥させ清潔な専用の保管庫に保管する（調理場内の器具，容器等の使用後の洗浄・殺菌は食品が調理場内から搬出された後に行う）．また，使用中の器具，容器等は必要に応じ，同様の方法で熱湯殺菌する．この場合，洗浄水等が飛散しないように行うこと．原材料用に使用した器具，容器等をそのまま調理後の食品用に使用してはならない．

(d) 原材料等の保管管理マニュアル

① 野菜・果物

・衛生害虫，異物混入，腐敗・異臭等を点検する．異常品は返品または使用禁止とする
・材料ごとに，50g程度ずつ清潔な容器（ビニール袋等）に密封して入れ，−20℃以下で2週間以上保存する（保存食：衛生検査資料）
・専用の清潔な容器に入れ替えるなどして，10℃前後で保存する（冷凍野菜は−15℃以下）

- 流水で3回以上水洗いする
- 中性洗剤で洗う
- 流水で十分すすぎ洗いする
- 必要に応じて次亜塩素酸ナトリウム等で殺菌した後,流水で十分すすぎ洗いする
- 水切りする
- 専用のまな板,包丁でカットする
- 清潔な容器に入れる
- 清潔なシートで覆い(容器がふた付きの場合は除く),調理まで30分以上を要する場合は10℃以下で冷蔵保存する
  注:表面の汚れが除去され,分割・細切されずに皮付きで提供されるみかん等の果物にあっては,上述の「専用の清潔な容器に入れ替えるなどして,10℃前後で保存する(冷凍野菜は−15℃以下)」から「水切りするまで」を省略して差し支えない.

② 魚介類,肉類
- 衛生害虫,異物混入,腐敗・異臭等を点検する.異常品は返品または使用禁止とする
- 材料ごとに,50g程度ずつ清潔な容器(ビニール袋等)に密封して入れ,−20℃以下で2週間以上保存する(保存食:衛生検査資料)
- 専用の清潔な容器に入れ替えるなどして,肉類については10℃以下,魚介類については5℃以下で保存する(冷凍品は−15℃以下)
- 専用のまな板,包丁でカットする
- 速やかに調理に移行する

(e) 原材料等の調理マニュアル

① 揚げ物
- 油温が設定した温度以上になったことを確認する
- 調理を開始した時間を記録する
- 調理の途中で適当な時間をみはからって食品の中心温度を,校正された温度計で3点以上測定し,全ての点において75℃以上に達していた場合には,それぞれの中心温度を記録するとともに,その時点からさらに1分以上加熱を続ける(二枚貝等ノロウイルス汚染のおそれのある食品の場合は85〜90℃で90秒間以上)
- 最終的な加熱処理時間を記録する
- なお,複数回同一の作業を繰り返す場合は,油温が設定した温度以上であることを確認・記録し,設定した条件に基づき加熱処理する.油温が設定した温度以下の場合は,油温を上昇させるため必要な措置を講ずる

② 焼き物及び蒸し物
- 調理を開始した時間を記録する
- 調理の途中で適当な時間をみはからって食品の中心温度を,校正された温度計で3点以上測定し,全ての点において75℃以上に達していた場合には,それぞれの中心温度を記録するとともに,その時点からさらに1分以上加熱を続ける(二枚貝等ノロウイルス汚染のおそれのある食品の場合は85〜90℃で90秒間以上)

・最終的な加熱処理時間を記録する
・なお，複数回同一の作業を繰り返す場合には，設定した条件に基づき加熱処理する．この場合中心温度の測定は，最も熱が通りにくいと考えられる場所の1点のみでもよい

③ 煮物および炒め物
　　調理の順序は肉類の加熱を優先させること．肉類，魚介類，野菜類の冷凍品を使用する場合は，十分解凍してから調理する．
・調理の途中で適当な時間をみはからって，最も熱が通りにくい具材を選び，食品の中心温度を，校正された温度計で3点以上（煮物の場合は1点以上）測定し，全ての点において75℃以上に達していた場合には，それぞれの中心温度を記録するとともに，その時点からさらに1分以上加熱を続ける（二枚貝等ノロウイルス汚染のおそれのある食品の場合は85〜90℃で90秒間以上）．なお，中心温度を測定できるような具材がない場合は，調理釜の中心付近の温度を3点以上（煮物の場合は1点以上）測定する
・複数回同一の作業を繰り返す場合にも，同様に点検・記録を行う

❻ 下処理
　下処理とは廃棄部分を除くことである．野菜の洗浄や，根菜類の皮むき，豆類のすじ取りなどをいい，魚では表面の洗浄（冷たい水で手早く）と，内臓や頭を取ること，二枚あるいは三枚におろすことをいう．また乾物類をもどすための浸漬や，冷凍食品の解凍なども含まれる．野菜および果物を加熱せずに供する場合は原則として流水で十分洗浄すればよいが，必要に応じ次亜塩素酸ナトリウムまたは，これと同等の効果を有するもの（亜塩素酸水（きのこ類を除く），亜塩素酸ナトリウム溶液（生食用野菜に限る），過酢酸製剤，次亜塩素酸水並びに食品添加物として利用できる有機酸溶液）で浸漬消毒し，流水で十分すすぐ．
　5％次亜塩素酸ナトリウムの250倍希釈溶液（200 mg/l）に5分間以上，500倍希釈溶液（100 mg/l）の場合は10分間以上浸漬する．10％次亜塩素酸ナトリウムの場合は，500倍希釈溶液に5分間以上，1,000倍希釈溶液に10分間以上浸漬する．
　以下に主な機器類の取り扱い方法と注意点を記す．

(a) 球根皮むき機（ピーラー）
　大量のじゃがいも，さといも，たまねぎの洗浄，皮むきを短時間で同時に行う．
　底部の回転盤に砥石のようなものが固定され，モーターによりこれが回転し，材料を入れると周壁や回転盤とこすれあい皮がむける（図Ⅱ-2-4）．

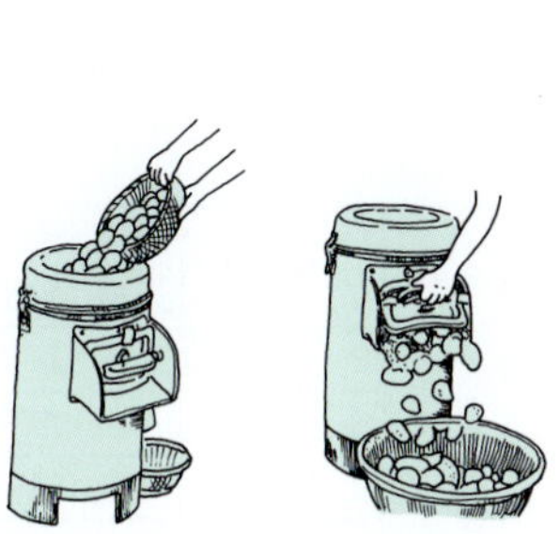

〈入れ方〉　〈出し方〉

図Ⅱ-2-4　球根皮むき機

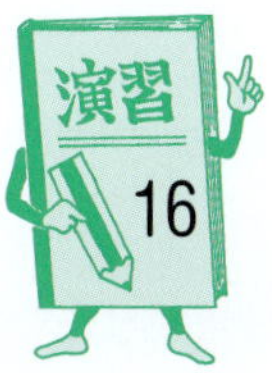

演習16　衛生点検表を記入してみましょう．

調理従事者の衛生点検表

　　　　　　　　　　　　　　　　　　　　年　　月　　日(　　曜日)　　年　　クラス　　班

栄養士班		記録者	

(実習前)　　　　　　　　　　　　　　　　　　　　　　　　　　・適切は○　　不適切は×

氏名	1. 体調	2. 化膿創	3. 服装	4. 毛髪	5. 履物	6. 爪	7. 指輪他	8. 手洗い
1.								
2.								
3.								
4.								
5.								
6.								
7.								
8.								
9.								
10.								
11.								
12.								
13.								
14.								
15.								
16.								
17.								
18.								
19.								
20.								
21.								
22.								
23.								
24.								
25.								

点検項目		
	1. 体調	健康診断・検便検査の結果に異常はありませんか 下痢，嘔吐，発熱などの症状はありませんか
	2. 化膿創	手指や顔面に化膿創がありませんか
	3. 服装	白衣，帽子は専用の清潔なものを正しく着用していますか
	4. 毛髪	毛髪は帽子から出ていませんか
	5. 履物	履物は作業場専用のものですか
	6. 爪	爪は短く切っていますか
	7. 指輪他	腕輪，指輪，マニキュア，ピアス，時計をしていませんか
	8. 手洗い	手洗いは適切に行っていますか

＜点検結果および改善すべき点＞

実習開始時衛生点検表

		年　月　日(　曜日)　年　クラス　班
		栄養士班　　　　　　記録者

・適切は○　不適切は×　点検結果

		点検結果
原材料の保管	1. 原材料の納入に関して栄養士班は立ち会いましたか	
	2. 原材料の品質，鮮度，品温，異物の混入等について点検を行いましたか	
	3. 原材料は食品ごとに区分し，専用の保管場所に保管していますか	
	4. 保管設備は適切な温度で保管されていますか	
	5. 搬送用容器（ダンボール等）は持ち込まれていませんか	
	6. 原材料（購入した状態のもの）は食品ごとに50ｇ程度ずつ清潔な容器に密閉して−20℃以下で保存されていますか	
使用水	1. 使用水（食品製造用水）には，色，濁り，臭い，異物はありませんか	
	2. 遊離残留塩素濃度測定の結果（mg／ℓ）＊　　下処理室　　mg／ℓ	
	＊遊離残留塩素濃度は0.1 mg／ℓ以上　　　調理室　　mg／ℓ	
調理施設	1. （室温　　℃）（湿度　　%）	
	2. 包丁，まな板等の調理器具は用途別・食品別に準備してありますか	
	3. 手洗い設備の石けん，爪ブラシ，ペーパータオル，消毒液は準備してありますか	
	4. 作業台は洗浄，消毒できていますか	
	5. 使用する食品の準備はできていますか	

冷蔵庫・冷凍庫の内部温度点検記録表

（冷蔵庫）

設置区域	調理前		調理中		調理後		特記事項
	時刻	℃	時刻	℃	時刻	℃	

（冷凍庫）

設置区域	調理前		調理中		調理後		特記事項
	時刻	℃	時刻	℃	時刻	℃	

＜点検結果および改善すべき点＞

調理等衛生点検表

　　　　　　　　　　　　　　　　　　　　　　　　　年　　月　　日　　クラス　　班

栄養士班		記録者	

1. 下処理・調理中の取扱い

・適切は〇　不適切は×

	点検項目	点検結果
1	手洗いは適切に行われていますか	
2	まな板・包丁等は食品ごとに洗浄・消毒をしていますか	
3	非汚染作業区域内に汚染を持ち込まないよう，下処理を確実に実施していますか	
4	冷凍または冷蔵設備から出した原材料は速やかに下処理，調理に移行していますか	
5	非加熱で供される食品は下処理後速やかに調理に移行していますか	
6	野菜及び果物を加熱せずに供する場合には，適切な洗浄（必要に応じて殺菌）を行っていますか	
7	加熱調理食品は中心部が十分加熱〔75℃以上で1分以上（二枚貝等ノロウイルス汚染のおそれのある食品の場合は85～90℃で90秒間以上）等〕されていますか	
8	食品及び移動性の調理器具並びに容器の取り扱いは床面から60cm以上の場所で行われていますか（ただし，跳ね水等からの直接汚染が防止できる食缶等で食品を取り扱う場合には，30cm以上の台にのせて行う）	
9	加熱調理後の食品の冷却，非加熱調理食品の下処理後における調理場等での一時保管等は清潔な場所で行われていますか	
10	加熱調理食品にトッピングする非加熱調理食品は，直接喫食する非加熱調理食品と同様の衛生管理を行い，トッピングする時期は提供までの時間が極力短くなるようにしていますか	
11	素手で盛りつけ，サービスをしていませんか	

2. 調理後の取扱い

	点検項目	点検結果
1	調理済食品を食品ごとに50g程度ずつ清潔な容器に密閉して−20℃以下で保存しましたか	
2	調理後の食品は衛生的な容器にふたをして，他からの2次汚染を防止しましたか	
3	下処理，調理後の食品は，適切な温度管理をしましたか	
4	調理後の食品は2時間以内に喫食しましたか	
5	調理器具類は使用後，洗浄・消毒を確実に行い，乾燥・保管しましたか	
6	野菜裁断機等，機械類はプレート等をはずし，洗浄・消毒を行いましたか	
7	食器等は使用後洗浄・消毒を確実に行い乾燥・保管しましたか	
8	施設の清掃は喫食終了後，適切に実施されましたか	

3. 廃棄物の取扱い

	点検項目	点検結果
1	廃棄物容器は，汚臭，汚液がもれないように管理するとともに，作業終了後は速やかに清掃し，衛生上支障のないように保持されていますか	
2	返却された残渣は非汚染作業区域に持ち込まれていませんか	
3	廃棄物は，適宜集積場に搬出し，実習室に放置されていませんか	
4	廃棄物容器は適切に洗浄・清掃され保管されていますか	

＜点検結果および改善すべき点＞

食品の加熱加工の記録表

　　　年　　月　　日　　クラス　　班

栄養士班		記録者	

<table>
<tr><td rowspan="7">揚げ物</td><td rowspan="7">料理名</td><td colspan="2">設定温度　　　　　　　℃（あらかじめ記入）</td><td rowspan="7">料理名</td><td colspan="2">設定温度　　　　　　　℃（あらかじめ記入）</td></tr>
<tr><td>①調理開始時刻</td><td>：</td><td>①調理開始時刻</td><td>：</td></tr>
<tr><td>②調理開始時油温</td><td>℃</td><td>②調理開始時油温</td><td>℃</td></tr>
<tr><td>③確認時の中心温度</td><td>℃</td><td>③確認時の中心温度</td><td>℃</td></tr>
<tr><td>※3点以上測定</td><td>℃</td><td>※3点以上測定</td><td>℃</td></tr>
<tr><td>全ての点で85〜90℃に達していることを確認，その時点から90秒間以上加熱する．</td><td>℃</td><td>全ての点で85〜90℃に達していることを確認，その時点から90秒間以上加熱する．</td><td>℃</td></tr>
<tr><td>④調理終了時刻</td><td>：</td><td>④調理終了時刻</td><td>：</td></tr>
<tr><td colspan="2">⑤全加熱処理時間</td><td colspan="2">⑤全加熱処理時間</td></tr>
</table>

<table>
<tr><td rowspan="6">焼き物・蒸し物</td><td rowspan="6">料理名</td><td>①調理開始時刻</td><td>：</td><td rowspan="6">料理名</td><td>①調理開始時刻</td><td>：</td></tr>
<tr><td>②確認時の中心温度</td><td>℃</td><td>②確認時の中心温度</td><td>℃</td></tr>
<tr><td>※3点以上測定</td><td>℃</td><td>※3点以上測定</td><td>℃</td></tr>
<tr><td>全ての点で85〜90℃に達していることを確認，その時点から90秒間以上加熱する．</td><td>℃</td><td>全ての点で85〜90℃に達していることを確認，その時点から90秒間以上加熱する．</td><td>℃</td></tr>
<tr><td>③調理終了時刻</td><td>：</td><td>③調理終了時刻</td><td>：</td></tr>
<tr><td>④全加熱処理時間</td><td></td><td>④全加熱処理時間</td><td></td></tr>
</table>

<table>
<tr><td rowspan="6">煮物</td><td rowspan="6">料理名</td><td>①調理開始時刻</td><td>：</td><td rowspan="6">料理名</td><td>①調理開始時刻</td><td>：</td></tr>
<tr><td>②確認時の中心温度</td><td>℃</td><td>②確認時の中心温度</td><td>℃</td></tr>
<tr><td>※1点以上測定</td><td>℃</td><td>※1点以上測定</td><td>℃</td></tr>
<tr><td>全ての点で85〜90℃に達していることを確認，その時点から90秒間以上加熱する．</td><td>℃</td><td>全ての点で85〜90℃に達していることを確認，その時点から90秒間以上加熱する．</td><td>℃</td></tr>
<tr><td>③調理終了時刻</td><td>：</td><td>③調理終了時刻</td><td>：</td></tr>
<tr><td>④全加熱処理時間</td><td></td><td>④全加熱処理時間</td><td></td></tr>
</table>

<table>
<tr><td rowspan="6">炒め物</td><td rowspan="6">料理名</td><td>①調理開始時刻</td><td>：</td><td rowspan="6">料理名</td><td>①調理開始時刻</td><td>：</td></tr>
<tr><td>②確認時の中心温度</td><td>℃</td><td>②確認時の中心温度</td><td>℃</td></tr>
<tr><td>※3点以上測定</td><td>℃</td><td>※3点以上測定</td><td>℃</td></tr>
<tr><td>全ての点で85〜90℃に達していることを確認，その時点から90秒間以上加熱する．</td><td>℃</td><td>全ての点で85〜90℃に達していることを確認，その時点から90秒間以上加熱する．</td><td>℃</td></tr>
<tr><td>③調理終了時刻</td><td>：</td><td>③調理終了時刻</td><td>：</td></tr>
<tr><td>④全加熱処理時間</td><td></td><td>④全加熱処理時間</td><td></td></tr>
</table>

＜記録結果および改善すべき点＞

資料6　野菜の洗浄法

結球性葉菜類（キャベツ・はくさいなど）
・表面の汚れた葉は除き，4つ割にして洗う．

葉菜類（ほうれんそう・こまつななど）
・ゆでる場合，束のまま根を切り落とし，束をはずして適当な長さに切ってから洗う．

【取り扱い】
① 回転盤を本体にセットし，上ぶたと前ぶたを閉め，ごみ受けを置く．
② 回転盤の中央にかかるくらいの水量で注水し，電源スイッチを入れる．
③ 投入口より材料を一度に入れる．1回投入量は10 kgまでとする．
④ 皮がむけたら，取り出し口に大きめのザルを受け，前ぶたを開けて出す．
⑤ 次の材料があれば，前ぶたを閉め，続けて行う．
⑥ 水を止め，スイッチを切る．

【注意点】
・時間は材料の状態，例えば，新のものか，貯蔵のものかによって変える
　　ピーラーにかける時間が長くなればなるほど廃棄率が高くなる
　　目安：じゃがいも；3分　たまねぎ；1分
・いも類の凹部や芽の部分など，包丁で取り除く
・にんじん，ごぼうは折れるので，ピーラーにはかけない

【手入れ】
・使用後は回転盤をはずし，皮や土をたわしと水で洗い流して取り除き，乾燥させる

(b)　洗米機

米をスピーディーに水洗する機械で，一般的には水圧式のものが多く用いられている．水圧による水の循環作用により，研ぎ汁やゴミ，浮遊物を取り除きながら洗米する．

【取り扱い】
① 排水レバーを閉じ，給水レバーを開け，水をためる．
② オーバーフローまで水がくれば米を入れ，1〜3分洗米する．
③ ザルを出米管の下に受け，米をザルに受ける．
④ 給水レバーを止め，排水レバーを開く．

【注意点】
・1回の洗米は，炊飯器1缶分ずつとする
・給水と排水のレバーを間違わないように注意する

【手入れ】
・給水口などに米の残りがないように，流水で洗浄する

ドラフト式
水圧洗米機

❼　切さい

　手作業で包丁を用いて切る場合，正しい姿勢と包丁の扱い方（**資料7参照**）を知り，基本に沿って，能率的に処理できるように，技術の習得に心がける．機器による場合は，その

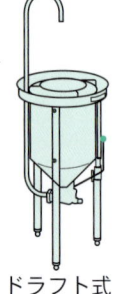

資料7　包丁の使い方

《包丁の持ち方》

握り型
連続して切る・刻むなどの切り方に適する

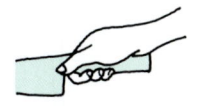

人差し指押さえ型
刃先で軽く切れる

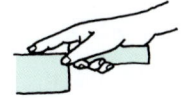

親指・人差し指押さえ型
力を込めて切る場合

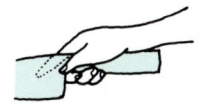

《正しい姿勢》
からだの右側を少し後ろに引いて，斜めに立ち，足は自然な（肩幅くらいの）開き加減にする

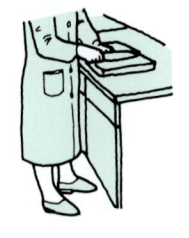

《安全な取扱い》
・包丁の刃は自分の方に向けない
・すぐ近くに人がいる場合，人の方に向けない
・使わない時の置き場所は，まな板の向こう側に置く　刃も向こうむきに置く
・包丁を持ったまま歩き回らない，物を指さない

《指の置き方》
よい例

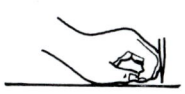

悪い例

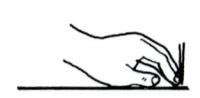

性能をよく知り，安全な取り扱いに注意する．特に加熱しないで生食する野菜を切る時は，作業開始前に必ず70％アルコール噴霧で機器を消毒してから行う．

≪切り方の留意点≫
・均一に火が通るよう，大きさ，形，厚みなどをそろえる
・レモンのように1人1切れ盛りつける場合，食数に応じ何等分にするか考えて切る
・煮え方の違う材料を同時に調理する場合は，火の通り方を考えて，下ゆでするか，大きさを変えて切る

以下に主な機器類の取り扱い方法と注意点を記す．

(a) 合成調理器（スライサー）

　回転する刃により，だいこん，にんじん，キャベツなどの野菜類を短時間に切る機械で，プレートを取り替えることで，輪切り，せん切り，おろしなど，種々の形に切ることができ，また厚みも調節できる．ベルトのついている種類の機械は，ベルト上に材料を載せて刃のほうへ送る．ベルトのついていない機械は投入口より材料を入れる．

【取り扱い】
① 切さいプレートを選び，裏面の厚み調節ねじを調節する．ベルト式の機械は，本体の部分についているレバーの目盛りを調節（運転時）することで厚みが調節できる．
② プレートは本体の前ぶたを開け，プレートと主軸のみぞの凹凸を合わせて取りつけ，ふたを閉める．ベルト式の場合は，プレートを取りつけてねじを締める．

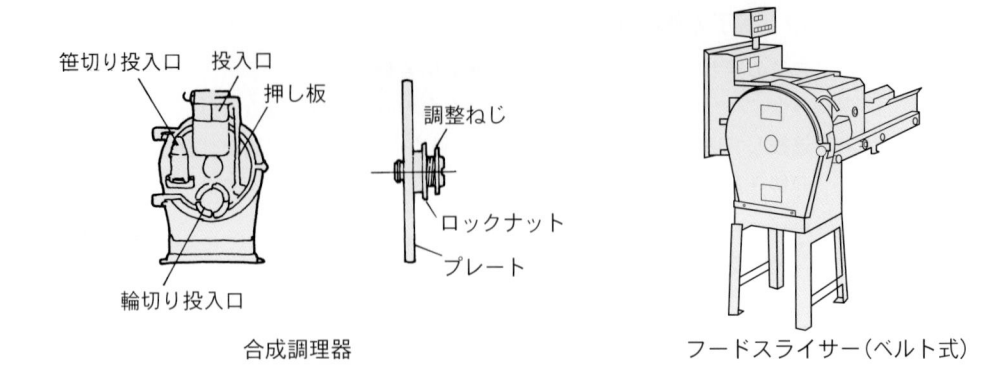

笹切り投入口　投入口
押し板
調整ねじ
ロックナット
プレート
輪切り投入口

合成調理器　　　　　　　　　　フードスライサー(ベルト式)

③　出てきた材料を受けるザルを調理器の下に用意し，スイッチを入れ，切り方に合わせた投入口から材料を入れて切る．あるいはベルト上に材料を載せて切る．
④　スイッチを切る．

【注意点】
・ふたがきちんとしまっていることを確認して，スイッチを入れる
・スイッチが切れていることを確認してから，ふたを開ける
・切り方およびプレートは図Ⅱ-2-5を参照
・切れた材料はザルに受けられるが，本体の中にも残るので，忘れないでふたを開けてみる
・プレートの刃は鋭利なので，取り扱いは慎重に行う

【手入れ】
・使用後は最低1日1回以上電源プラグをコンセントから抜いてプレートとふたをはずして(はずせない機種もある)，切り屑を取り除き，洗浄・殺菌（**資料13**，**p. 108**）し，乾燥させる．ベルトの場合は，ベルトを洗浄する．本体は濡らしたふきんで汚れを拭き取る
・プレート類は安全な場所に保管する

(b)　フードカッター
　　回転するボウル内に垂直に刃が回転して，野菜などを短時間でみじん切りにする機械．

【取り扱い】
①　ボウルと刃を正しくセットし，ふたをする．
②　取出板をあげ，スイッチを入れ，材料を入れる．
③　取出板をおろして材料を取り出し，スイッチを切る．

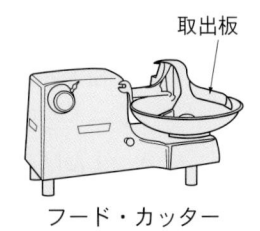

取出板

フード・カッター

【注意点】
・ふたを開ける時には，コンセントを抜いて，刃の回転が止まっていることを確認する
・刃の取り扱いは慎重にする

【手入れ】
・使用後は最低1日1回以上ふた，刃，ボウルをはずして洗浄・殺菌（**資料13**，**p. 108**）した後乾燥させる

プレート	切り方	材料	注 意 点
(a)輪切りプレート 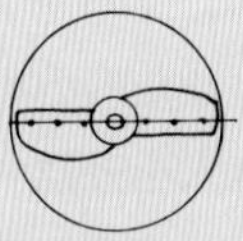	輪切り 半月切り いちょう切り 斜め切り せん切り	だいこん にんじん きゅうり たまねぎ キャベツ ねぎ	・半月切り，いちょう切りのときは，材料を縦2等分または4等分に切っておく ・キャベツの場合は，輪切りプレートでせん切りになる
(b)短冊切りプレート 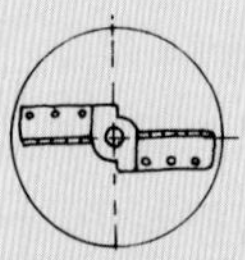	短冊切り	だいこん にんじん きゅうり	・短冊の長さに切っておく ・入れる向き（横）に注意
(c)せん切りプレート 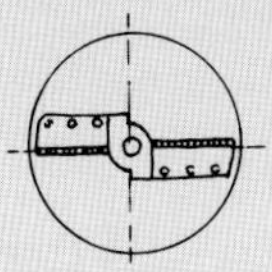	せん切り	だいこん にんじん きゅうり	・せん切りの長さに切っておく ・入れる向きは横
(d)ささがきプレート 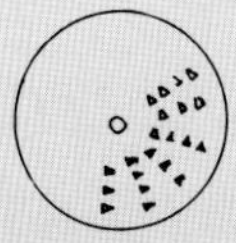	ささがき	ごぼう	・入れる角度でささがきの長さが変わる
(e)おろしプレート 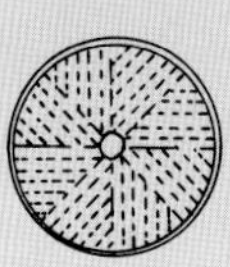	おろし	だいこん にんじん りんご	

図Ⅱ-2-5　切り方およびプレート

❽　主調理

A．調　理

　調理の主体をなすもので，給食数，献立内容（調理方法）によって必要な加熱調理の機器が決まる．加熱に際しては，均等に熱が加わるように，また加熱しすぎないように注意する．このためには食品の切り方（前述のとおり），形成する場合の大きさや厚み，加熱時間，加熱順序，加水量などに注意する．

　加熱調理においては，途中で食品の中心温度を3点以上測定し，すべての点において75℃以上に達してから，さらに1分以上（ノロウイルス汚染のおそれのある食品の場合は85～90℃で90秒間以上）加熱する．加熱機器を使用する際には，必ず排気ファンを作動させてから調理を行う．

　以下に主な機器類の取り扱い方法と注意点を記す．

(a)　炊飯器

　ガス，蒸気，電熱式がある．一般的にマイコン内蔵の立型ガス炊飯器が使用され，2段，

3段と組み合わせた立体的な形で，スペースが少なくて，大量の炊飯ができる．

【取り扱い】
① 内釜に洗った米と所定量の水を入れ，米を水平にならしふたをする．
② 炊飯器の前扉を開き，内釜を静かに乗せ，ゆっくりと炊飯器の奥まで押し込む．
③ ガスの元栓を開け，スイッチを自動にセットして，点火を確認する．
④ 消火まで自動で行われ（約40分），完了するとブザーが鳴るので，スイッチを切る．

【注意点】
・蒸発量が5～10%とかなり少ない（少量の場合10～15%）ので，水は米の1.3～1.4倍の重量でよい（**資料8**参照）．米の種類，新米か古米，また機種により多少差がある
・炊飯器の種類により，内側にレールがついているものは，内釜がレールに乗るようにする
・内釜底部裏面とバーナー中心部の感熱部は，傷つけたり，汚れを付着させない
・炊飯器は炊飯中および炊飯後も熱くなるので，注意する

【手入れ】
・炊飯器の外，内を拭く
・内釜は盛りつけが終われば湯をはり，テフロンがはげないようにスポンジで洗浄して，水気を拭いて保管する
・スイッチなどの機械部分には，絶対に水をかけない

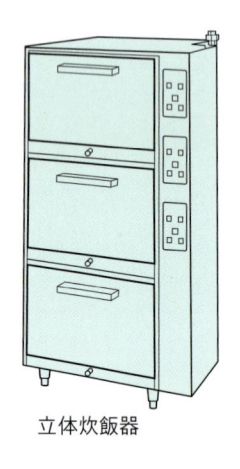

立体炊飯器

資料8　水の計量の仕方

1人米80 g，食数100，水は米の1.35倍，2段立型炊飯器を使用の場合の例
① 内釜の重量を計量（5.0 kgとする）
② 1缶の米の量の計算
　80 g×100÷2＝4000 g＝4 kg
③ 水の重量の計算
　4 kg×1.35＝5.4 kg
④ 水の計量（内釜＋米＋水＝総重量）
　5.0 kg＋4 kg＋5.4 kg＝14.4 kg
　14.4 kgになるまで水を入れる

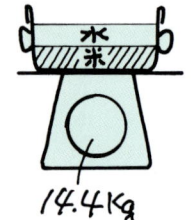

(b) 揚げ物機（フライヤー）

油槽の中段に燃焼パイプが横に何本か並び，燃焼パイプの上の油が熱対流によって温められる．サーモスタットが働き，常に適温に保たれるので，きれいに揚げ物ができる．

【取り扱い】
① 排油レバーを閉め，底網とすべり板，油切り，揚げ板，揚げ網をセットし，油を油槽に入れる．
② 油の温度を設定する（**表Ⅱ-2-6**）．
③ ガス元栓を開け，点火する．
④ 点火後約10～15分で設定温度になるので，揚げはじめ中心温度が85℃以上になり，表

表Ⅱ-2-6　　揚げ油の適温

温度（℃）	特　　徴	揚げ物の種類
150〜160	水分の少ないもの，緑を美しく揚げたいもの	のり，青じその葉，パセリ，しゅんぎく，冷凍コロッケ
160〜170	火の通りにくいもの，2度揚げするときの1度目，膨化させたいもの	いも類，れんこん，野菜てんぷら，フリッター，ドーナツ
170〜180	一般的な揚げ物	魚類のてんぷら，ちくわ，カツ，唐揚げ
180〜190	水分の多いもの，長時間揚げるとまずくなるもの	コロッケ，フライ，かき揚げ，揚げだし豆腐，いかの天ぷら

面も適当な色になるように揚げる．1回の投入量は材料の種類によって異なるが，一般的には油の量の約10％，表面積の約60％である．油量が18l位であれば，魚の切り身，コロッケ15〜20切れ（個）が目安である．

⑤　終了すればスイッチを切り，元栓を閉める．

⑥　漉し網をセットしたオイル缶を受け，温度が下がれば，温かいうちに排油レバーを開け，油を抜く．

【注意点】

・1回分の投入量を続けて入れ，すべてを引き上げてから，次の分を入れる
・揚げる前の材料と，揚がったものの置く場所を区別する
・材料によっては油が飛ぶので，やけどに注意する

【手入れ】

・槽内に付着した油は，拭き取る
・洗浄用ポットをセットし，湯で揚げカス，油カスを流して洗剤でよく洗い，乾燥させておく
・使用可能な油は，温度が下がれば冷暗所で保管する
・使用不可能な廃油は，業者に処分を依頼するか，油凝固剤で固めて廃棄する

フライヤー

(c)　レンジ

ガスレンジ（オーブンつき）とテーブルレンジの2種類あり，片面式と両面式，自動点火

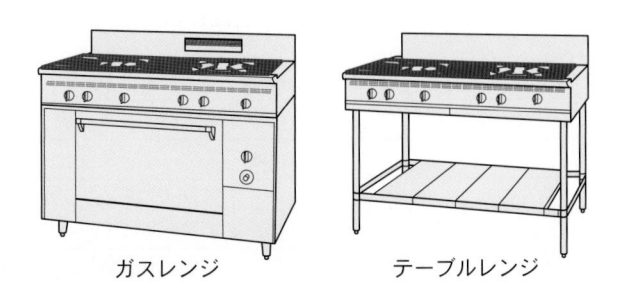

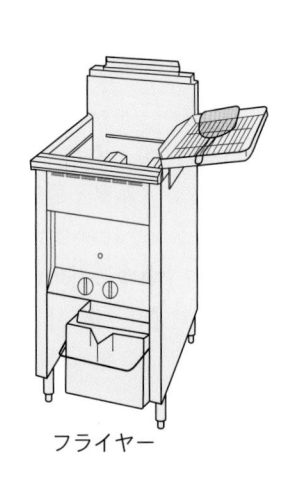

ガスレンジ　　　テーブルレンジ

装置付と手動点火がある．

【取り扱い】
・ガスの元栓を開け，点火する（手動点火の場合は種火に着火してから点火する）
・調理が終了すれば，きちんとガス栓を閉める．実習が終了すれば，元栓を閉める

【注意点】
・材料の分量により，鍋の大きさを選び，鍋の大きさに合わせてバーナーの火加減をする
・炎が完全燃焼するように，空気口を調節しておく

【手入れ】
・使用後は，受け皿など取りはずしができるものは，取りはずして洗い，回りの汚れも十分に拭き取る
・バーナーの汚れは金属ブラシで取り除き，拭き取る

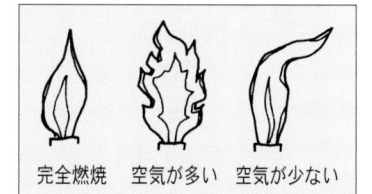

(d) スチームコンベクションオーブン

熱風と蒸気を併用し，焼き物，煮物，蒸し物，蒸し焼き，ゆでる，冷凍食品の解凍，再加熱，保温，真空調理など，和洋中のあらゆる料理に対応できる多機能調理器（表Ⅱ-2-7）．

【取り扱い】
① 給水栓，ガスの場合元栓を開ける．
② メインスイッチを入れ，調理モードパネルの中から調理法を選び，温度設定ボタンで温度などを設定し，スタートボタンを押す．
③ 設定温度に達したら，食材を乗せたオーブンパンを棚にセットし，調理時間などを設定し（芯温設定の場合は食品の中心部にセンサーを挿入する），スタートボタンを押す．
④ 終了すればブザーが鳴るので，スイッチを切る．

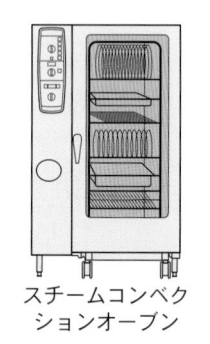

表Ⅱ-2-7 スチームコンベクションオーブンを使用した調理例

調理名	形状	調理モード	調理温度	調理時間
ハンバーグ（生）	150 g/個	スチーミング＋ホットエアー	220℃	10分
焼き魚	100 g/切	ホットエアー	270℃	5分
煮魚	100 g/切	スチーミング＋ホットエアー	180℃	15分
ローストチキン	1 kg/羽	ホットエアー	190℃	35分
シュウマイ（冷凍）	16 g/個	スチーミング	100℃	12分
じゃがいも	30 g/切	スチーミング	100℃	15分
ブロッコリー	25 g/房	スチーミング	100℃	5分
茶碗蒸し	φ90 mm椀	スチーミング	85℃	15分
クロワッサン（冷凍発酵済）	50 g/個	コンビスチーミング→ホットエアー	85℃	15分

（FUJIMAK コンビオーブン FSCC シリーズ使用）

【注意点】
・扉を開けるときは，まず半開きの状態で蒸気を逃がしてから，全開にする
・火傷をしないように，オーブンパンの取り扱いに注意する
・焼き加減は，オーブンパンの入れ替えなどして調節する

【手入れ】
・扉を開け，庫内排水口のゴミを取り除く
・運転が停止していることを確認し，自動予備洗いをした後，専用の洗剤を庫内に吹きかけ，クリーニングを行う
・付属のスプレーガンで洗剤を洗い流し，電源を切る
・蒸気発生器内の水の温度が下がってから，排水を行う
・定期的にフィルターを交換する

(e) ブラストチラー

急速冷却器で，庫内の強制冷風により，料理を急冷，急凍結する．

【取り扱い】
① 電源を入れ，時間または中心温度の設定をする．
② 風速ボタン，ブザーボタンなどを押す．
③ 食材を入れ（芯温設定の場合は食品の中心部にセンサーを挿入する）スタートボタンを押す．
④ 終了すればスイッチを切る．

ブラストチラー

【注意点】
・芯温センサーは細く曲がりやすいので，取り扱いには注意し，アルコールで拭く
・オゾンは自動モードに設定

【手入れ】
・終了後は受け皿の水を捨て，洗って拭く
・庫内を空にし，霜取りを行う
・棚受けをはずし，庫内はきれいなタオルで拭き，乾燥させる
・コンデンサーフィルターを清掃する
・殺菌灯のスイッチを入れる

(f) 回転釜

煮物，炒め物，汁物，ゆで物など，幅広い用途がある．ハンドル操作によって回転できるので，食品の取り出し，内部の掃除など扱いやすい．

【取り扱い】

ガス元栓を開け，メインコックを押したまま，カチンと音がするまで廻しパイロットバーナーに点火する．点火したらメインコックをさらに廻しメ

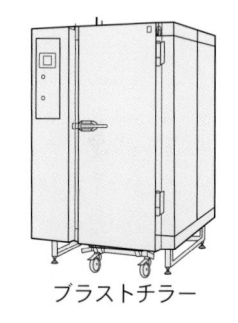

回転釜

資料9　煮くずれ防止

　　魚, いもなどを加熱したとき, 煮くずれが起きやすい. 大量の場合, 煮くずれの原因は, ①底部にかかる圧力　②撹拌　③余熱の影響　④緩慢加熱　⑤過剰な加熱時間　⑥加熱温度などである.
　　煮くずれを少なくするためには, 次のような点に注意して, 料理ごとの対策を立てる.
調理機器：大きさ, 形を選ぶ（底面積が広いもの）.
火加減　：沸騰までは強火, その後は中火よりやや弱火で加熱する.
加熱時間：やや早め（八分通りくらい）に火を切り, 余熱を利用する.
分　量　：熱源, 鍋の容量に合わせて1回量を決めるが, 量を少なくして何回かに分け
　　　　　て煮るほうが煮くずれしにくい. 食品の重なりを少なくする.
調　味　：調味料が食品の組織を固めるので, 柔らかくなる前に調味する.
操　作　：かき混ぜ操作の回数をできるだけ少なくし, かき混ぜる時期は早めにする.
下処理　：火が通りにくいものは下ゆでする. 形, 大きさなどそろえて切る.
その他　：できあがれば, 放置しないで別の容器に取る.

　インバーナーへ点火する. 火加減をして調理し, 終了すれば消化し元栓を閉める. ハンドルをゆっくり廻して前方に傾け, 調理物を取り出す.
【注意点】
・調理前に, 釜を水平にし, 安全固定装置（ストッパー）をセットする
・空炊きや, 使用中, 使用後の火傷に注意する
・煮くずれを防止するために, 調理時間, 火加減, 混ぜ方に十分注意する（**資料9**参照）
・釜を回転するときは必ず火を止め, 安全固定装置（ストッパー）を解除してから行う
【手入れ】
・使用後, 外側は汚れを拭き, 釜内部は洗剤で洗い, 洗浄水は釜底部に設けた排水バルブ
　で行い（バルブがなければ釜を傾けて排水溝に流す）乾燥させる
・パイロットバーナー, メインバーナーなどには直接水をかけない

(g)　ブレージングパン（ティルティングパン）

　平底回転釜で, ガス式, 電気式がある. 設定温度に合わせて加熱をコントロールできる. 焼き物, 炒め物, 煮物, 蒸し物, 揚げ物などの加熱料理の機器として便利である.

【取り扱い】
①　ガス式の場合はガス元栓を開け, 電源スイッチを入れ, パイロットバーナーに点火し（ランプがつく）, 温度調節, 火力調節をして調理する. 電気式の場合は, 電源スイッチを入れ, 調理温度にセットして使用する. ソテーは300℃, シチューなどの煮

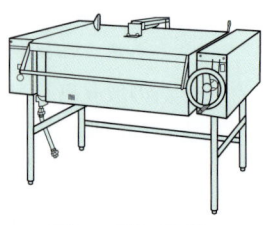

ブレージングパン
（ティルティングパン）

物は 100～150℃ が目安となる．ハンバーグ（100 g）で 70 個を目安とする．
② 終了すればスイッチを切り，元栓を閉める．

【注意点・手入れ】
・回転釜に準ずる

(h) 電子レンジ

冷凍食品の解凍をはじめ，加工食品，調理済み食品を温めたり，スピーディーに調理できる．

【取り扱い】
食品を庫内に入れ，出力切り替えキーを押し，調理時間を設定をする（表Ⅱ-2-8）．調理スタートキーを押す．終了すればスイッチが切れるので取り出す．

【注意点】
・容器に注意し，金属容器やアルミホイル，漆器，紙，木，竹製品は使用しない

【手入れ】
・使用後はコンセントを抜き，ぬれぶきんで内外の汚れを拭く

表Ⅱ-2-8　冷凍食品の解凍時間の目安（1000 W 程度）

冷凍食品	調理量と時間
牛肉・豚肉	500 g　約 6 分
鶏肉	400 g　約 5 分 30 秒
紋甲いか	100 g　約 1 分 30 秒
むきえび	130 g　約 2 分 30 秒
ほうれんそう	1 kg　約 9 分
ミックスベジタブル	200 g　約 1 分 10 秒

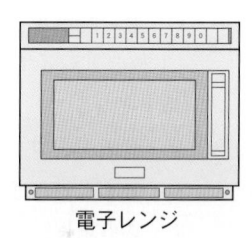

電子レンジ

(i) ガスホットケトル

釜は二重構造で，内部に特殊油が封入された間接煮炊式であるため，スープ，ソース，ルー，重湯，粥などの煮炊きに適している．サーモスタットつき（油温調節 90～220℃）で，こげつきがなく，保温性能が高い．

【取り扱い】
ガスの元栓を開け，パイロットに点火し，調理温度を設定して使用する．

【注意点】
・二重釜であるため，温度上昇が緩慢であるから，調理開始時間に注意する
・余熱が大きい

【手入れ】
回転釜に準ずる

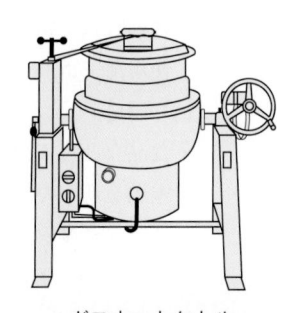

ガスホットケトル

(j) ホテルパンウォーマー

　　湯煎式の間接保温で，スープ・シチュー・カレーなどサービスの瞬間まで30℃～110℃までの温度で保温できる．

【取り扱い】
① 排水バルブを閉め，給水バルブを開けて槽に水を満たし，給水バルブを閉める．
② ホテルパンをセットし，温度設定ツマミで保温温度を設定する．
③ 電源スイッチを入れ，加熱保温する．
④ 終了すればスイッチを切る．

【注意点】
・保温温度は30℃～110℃まで設定できるが，100℃以下で使用する
・自動給水していないので，時々水位を確認する
・加熱中，加熱直後は操作部以外での火傷に注意する

【手入れ】
・終了後排水するときは，湯の温度が40℃程度になってから行う
・機器本体が汚れているとき，庫内が汚れているときは，機器が冷えてから，ふきんに中性洗剤などを含ませ汚れを拭き取り，その後水拭きしてから乾いた布で水気を取り除く

(k) 温冷配膳車

　　1枚のトレイで温蔵，冷蔵を同時に行いながら搬送・配膳を行える配膳車．

【取り扱い】
① ペダルをロックし，プラグをコンセントに差し込み，電源スイッチを入れる．
② 温度設定スイッチを押し，温度設定（温蔵65～80℃，冷蔵5～10℃）をする．
③ 食事を保管する約1時間前に，操作パネルの温蔵，冷蔵の各運転スイッチを入れる．
④ 食事を庫内に入れる．
⑤ 配膳時間になったら，温蔵と冷蔵の各運転スイッチを切り，さらに電源スイッチを切り，プラグをコンセントから抜き，コードを収納する．

【注意点】
・冷蔵室内のドレンタンクを確認し，水が溜まっていれば排水する
・食事の乾燥を防ぐため，食器にはラップやふたをする
・食事を出し入れするとき，ドアの開閉は素早くし，食事をこぼさないよう注意する
・加熱中，加熱直後は操作部以外での火傷に注意する
・移動時には電源スイッチが「切」になりプラグを抜いていること
・使用前にはハンドブレーキのききを確認する

【手入れ】
・食品などをこぼしたときには，速やかにかたづけよく拭き取る
・電源を切った後，温蔵室が冷めてから柔らかい布に水またはぬるま湯を含ませて拭く
・エアフィルターを清掃する

II 給食運営管理実習プロセス

　以上のほかに**図Ⅱ-2-6**に示す製氷機，流し台，作業台，ラックなど，各種調理機器がある．その施設に設置された機器類の性能を知り，正しく，安全に使用する．また管理しやすく，しかも能率的に作業できるようにする．**図Ⅱ-2-7**に什器一覧を示す．

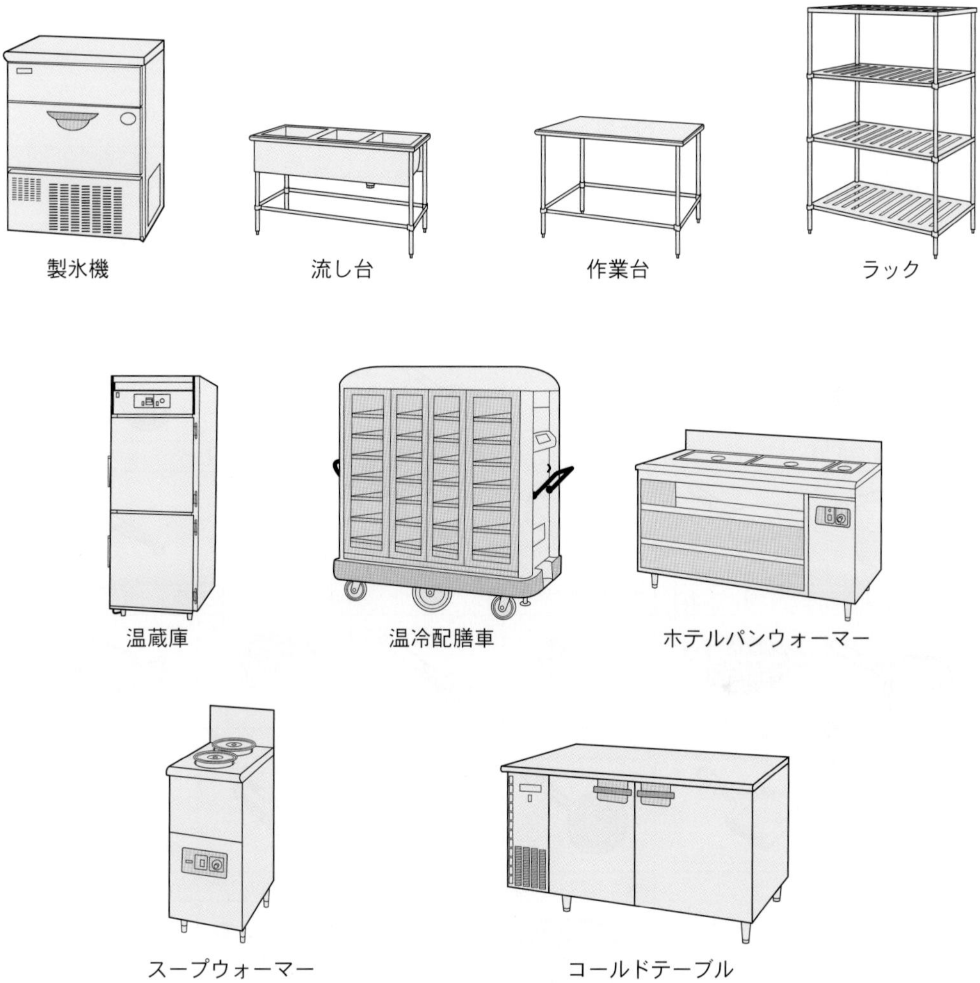

製氷機　　　流し台　　　作業台　　　ラック

温蔵庫　　　温冷配膳車　　　ホテルパンウォーマー

スープウォーマー　　　コールドテーブル

図Ⅱ-2-6　各種機器および適温供食のための機器類

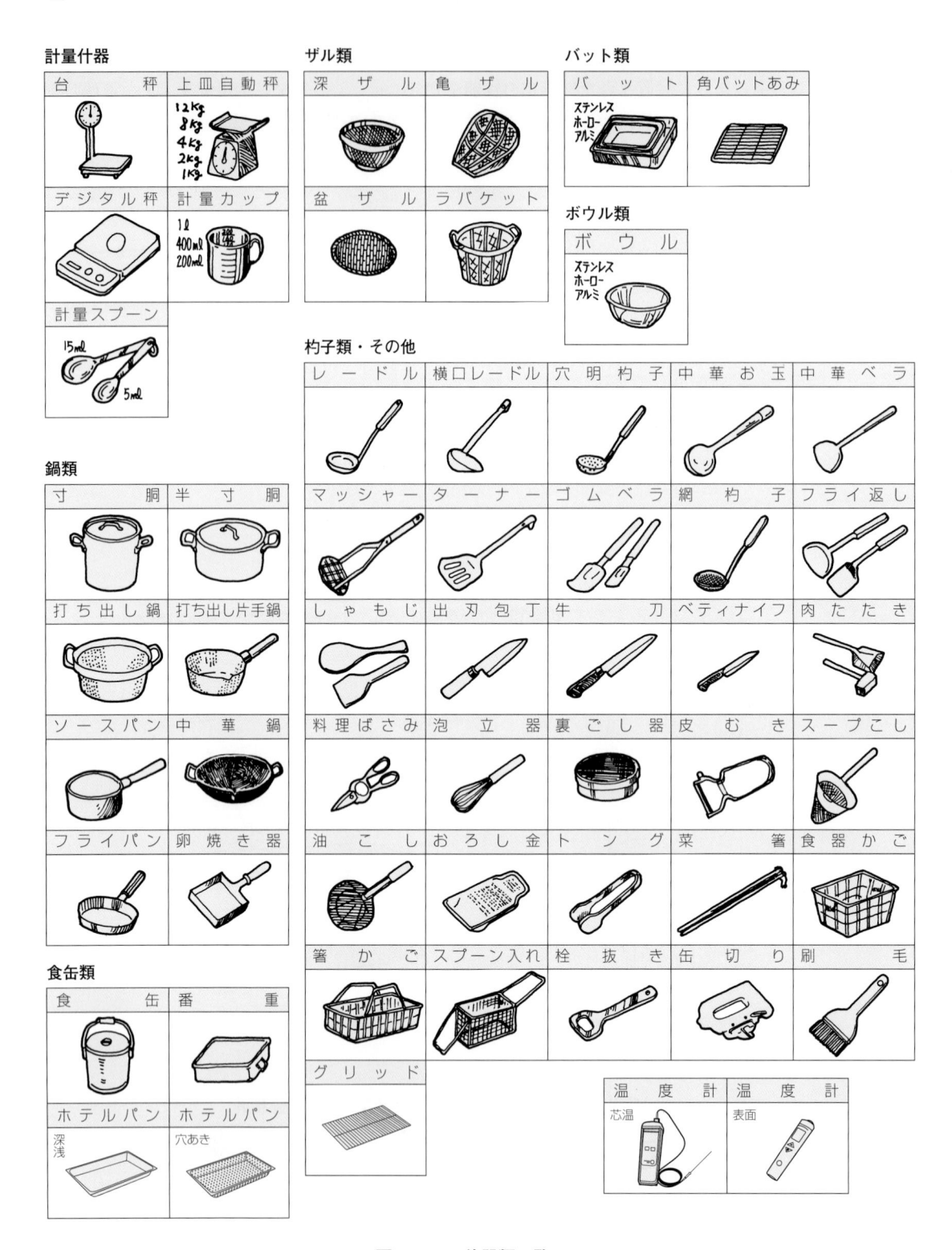

図Ⅱ-2-7　什器類一覧

資料10　事故発生時の対処

　実習中に起こりやすい事故としてはけが，火傷などがあり，これらの事故防止のために，常に安全に注意を払わなければならない．以下に万が一事故が起こった場合（軽い場合）の対処法を記す．

【けが】
　傷には出血を止めることと，細菌の感染を防止することが，最も大切である．
①少し出血させる（傷口の菌を出す）．
②水道水などで，よく洗い流す．
③救急絆創膏を巻いたり，清潔なガーゼを当てる．
　その他，水でぬれた床で滑って転倒という事故も起こりやすいので，注意する．
・床に水がこぼれた場合には，すぐにモップなどで拭いて，乾いた状態にしておく
・実習室内では走らない
・履物は滑りにくい底の，シューズ型の物を選ぶ

【火傷】
①すぐに冷たいきれいな水をかけ，氷を使い，十分冷やすか，かけにくいときは，きれいな水で濡らした清潔な布を患部に当てて冷やす．衣服の上からの火傷は，そのまま冷やす．
②滅菌ガーゼを患部に当てる（細菌による感染を防ぐ）．

【ガス漏れ】
①ガスの元栓を閉める．
②付近の火を全部消す．
③窓や戸を開け，ガスを室外へ追い出す．ただし電気のスイッチやコンセントには触れない．

【火災】
　油を使用する料理のときには，その場を離れないことが原則であるが，万が一発火の起きたときは，以下のように対処する．
①ガスの火を止める．
②軽く絞った濡れタオルを，手前からかぶせる．
③消火器がある場合は，2～3m離れて放射する．水は絶対かけない（油が飛び散ったり，炎が広がるため）．

《消火器の取り扱い方》

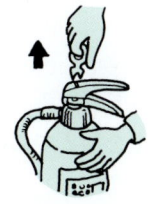

①安全栓（安全ピン）を引き抜く
②ホースをはずし火元に向ける
③レバーを強く握る（放射時間約14秒，放射距離4～6m）

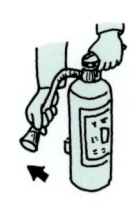

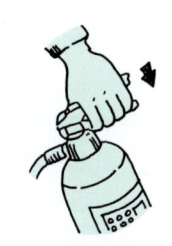

B．調　味

　調味の割合の数値は，少量調理のものが大量調理においても使用できる．しかし調理方法によって異なる．また料理の味は，使用機器の種類，火加減，1回の取り扱い量，加熱時間，水の蒸発量などの調理過程の諸条件により異なるので，味つけには注意が必要である．利用者にとっておいしい味に仕上げるためには，施設ごとに調味パーセントなどを標準化するのが望ましい．

　一般に大量の材料を調理するので，その過程で材料相互の旨味が出て，少量調理に比べ，甘味(砂糖，みりん)や塩味(塩，しょうゆ)の使用量が少なくてすむ場合が多い．味つけに当たっては，準備した調味料の80％程度を入れ，一度味見をして，残りの調味料で味の調整をする．蒸発率は少量調理に比べ，一般的に低いことが多く，煮物，炒め煮などの調理のときの加水量は，少量調理に比べ，10～20％少なくてよい．煮しめ，炒め煮は材料の20～30％，きんぴら，炒り鶏は10～15％，含め煮，おでんは40～50％くらいが目安となる．

(a)　煮　物

　加熱時間，煮汁の量，調理をする時期などによって，調味料の浸透が異なる．加熱および調味の不均衡を補うため，また煮くずれをふせぐため調味の時期は早いほうがよい．一般的には調味のはじめに砂糖を加え，後に塩分を加えるが，大量調理の場合は，とくに煮くずれしやすい煮物については，調味料を合わせた煮汁を煮立たせ，その中に材料を入れて煮る．加熱は余熱を上手に利用(回転釜の場合，ふたをしていれば，約10分間95℃以上を持続)して，早めに火を止める．しょうゆやみそはその一部を出来あがり間際に加えると風味がよい．

〔魚の煮つけ〕　煮ザルに魚を並べ，煮立った煮汁の中で，くり返し煮る方法と，底面積の広い鍋を使い，煮立てた煮汁の中に1～2段に並べて入れ，落としぶたで煮る方法がある．また小分けして煮るのもよい．

〔かぼちゃ・いもの含め煮〕　煮くずれを防ぐため，少なめのだし汁の中(20％)に入れ，落としぶたをして，再沸騰後，調味して，早めに(竹串がやっと通る程度)加熱を完了する．

(b)　和え物

　大量であるため，水切りがしにくく，調味の時期が適切にできにくい．十分に水切りした材料と和え衣は，供食直前に和えることが大切である．食数に合わせて30～50食単位で和えるとよい．準備した調味料の一部で下味をつけ，軽く絞った後，仕上げの調味をする．

(c)　汁　物

　汁物の味つけは，だし汁の旨味，実の種類と量によって異なる．

　豆腐やなすなどの実が多い場合は，加熱の途中で食塩を加えておけば，仕上り時に調味した場合に比べ，仕上り後の味の変化が少ない．

(d)　炒めもの

　八分通り火が通ったら調味する．

5．盛りつけ

1) 食　器

給食用の食器は，扱いやすく，耐久性に優れ，衛生的であることが重視される．

食器の種類は，陶器・磁器・ガラス・木・プラスチックなどがある．一般的に給食で使われる食器は，上記の条件に合うプラスチックが多い．中でもメラミン（MF）・ポリプロピレン（PP）が主流である．最近は，学校給食用にポリカーボネイト（PC），病院，社会福祉施設などで強化磁器，耐熱保温漆器も使用されるようになってきた．

❶ 食器の材質と特性

材質と特性を表Ⅱ-2-9に示す．

表Ⅱ-2-9　給食で使用される主な食器の材質・特性

樹脂の分類〔略号〕		主な用途	特　性	耐熱温度	比重
熱硬化性樹脂	フェノール樹脂（ベークライト）〔PF〕	おわん，弁当箱，盆，なべ，やかんのつまみ	熱・水・薬品に強い，強度大，光沢がなくなりやすい，フェノール・ホルマリンなどが溶出することがある	150℃	1.32〜1.45
	メラミン樹脂〔MF〕	食器全般，容器	強度大，熱・水・薬品に強い，表面硬度大，陶器に似ている，やや高価	120℃	1.47〜1.52
	不飽和ポリエステル（ガラス繊維強化）〔UP（FRP）〕	盆	衝撃に強い	180℃	1.65〜2.30
熱可塑性樹脂	ポリエチレン樹脂〔PE〕	包材，食器，バケツ，タライ	熱に弱い，耐久力，柔軟性あり，低温でも柔らかい	70〜110℃	0.94〜1.96
	ポリプロピレン樹脂〔PP〕	食器全般，容器，バケツ，保温食器	耐熱性，耐久力よい，柔軟性あり，食品の着色あり	120℃	0.90〜0.91
	スチロール樹脂（ポリスチレン）〔PS〕	食器，コップ，容器，包材，使い捨て食器	熱，油に弱い，ある種の薬品に弱い．発泡スチロールが多く用いられる	70〜80℃	1.04〜1.09
	ABS樹脂（アクリルニトリル・ブタジエン・スチレン）〔ABS〕	容器，食器，業務用漆器の下地	衝撃に強い，割れにくい	80〜100℃	1.06〜1.08
	ポリカーボネイト〔PC〕	哺乳ビン，サラダボウル，保温食器	酸に強い，アルカリに弱い，耐熱性あり，固く弾力がある，やや高価	100〜120℃	1.20
	メタアクリル樹脂〔PMMA〕	コップ，容器，台所用品	透明度高い，丈夫（歯科材料，レンズ），有機ガラスともいわれる	125℃	1.19

❷ 食器の種類と大きさ（容量）

主な食器の種類と大きさ（容量）を表Ⅱ-2-10に示す．

表Ⅱ-2-10　主な食器の種類と容量

種　類	径・容量	形　状	用　途
丼　（小） 　　（中） 　　（大）	140 mm・530 ml 150 mm・650 ml 157 mm・720 ml		飯・丼物・具の多い汁物
うどん鉢	178 mm・800 ml		うどん・そうめん・そば・ひやむぎ
汁椀	188 mm・330 ml		汁物（1人 150〜200 ml）
スープ皿	200 mm・680 ml		スープ・カレー
ミート皿 ライス皿 パン皿 フルーツ皿	230 mm 200 mm 160 mm 140 mm		和・洋・中と兼ねられるもののほうが便利 ＊盛りつけの量に合わせて大きさを選ぶ
サラダボウル	150 mm・350 ml		サラダ・スープ・果物
和角皿	145 mm×230 mm		和風焼き物・天ぷら
小鉢（深鉢）	124 mm・400 ml		和え物・煮物・サラダ
小鉢（浅鉢）	90 mm・100 ml		和え物・煮物・漬け物
蒸し碗	85 mm・240 ml		茶碗蒸し
湯呑み	93 mm・200 ml		湯呑み
マグカップ	80 mm・220 ml		スープ・コーヒー・紅茶

その他
　カトラリー：箸，スプーン，フォーク，ナイフ，れんげなど．
　トレイ(盆)：不飽和ポリエステル〔ガラス繊維強化〕(UP〔FRP〕)
　　　　　　　やポリプロピレン(PP)製が多い．
　　　　　　　形も温冷配膳車用の変形したもの(右図)もある．

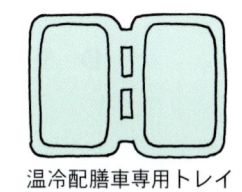

温冷配膳車専用トレイ

2) 盛りつけの手順

料理は初めに，「目」で見て味わう．従って，盛りつけの善し悪しは，食欲や喫食量に大きく影響するので，配慮が必要である．

盛りつけ台の消毒（70％アルコール噴霧，またはこれと同等の効果を有する方法）
　↓
手の消毒，マスク着用
　・盛りつけの場合には，必ず手の消毒をする
　・おしゃべりを謹み，必ずマスクを着ける
　↓
食器の準備
　・試作時に決定した食器を，喫食者の数だけ準備する
　・汚れや破損がないかを確認して，用意しておく
　・消毒済みの食器を使う（温かい料理を盛りつける場合は，実習当日に，消毒保管庫を使用すると，食器が温かいので，適温供食できる）
　↓
盛りつけ

3) 盛りつけのポイント

❶ 盛りつけ作業の手順を決め，迅速に行う
　・供食時間を考慮し，作業計画の時間配分や人員配置に基づいて行う
　　　和え物やサラダについては，各食材料を調理後速やかに冷却(30分以内に中心温度を20℃付近，または60分以内に中心温度を10℃付近)を行った上で，和える時間をできるだけ配食の直前にする．
　　　加熱した食品にトッピングする加熱しない食品は，生で供する食品と同様の衛生管理を行い，トッピングする時期は提供までの時間が極力短くなるようにする．
　・調理後の食品は適切な温度管理を行い，調理後2時間以内で喫食できるように努める
　・盛りつけ台は，流れ作業に適したように使用する
❷ 衛生的に盛りつけをする
　・塵埃などが入る機会を避ける（ふたの使用，出来上がり料理の保存場所）
　・盛りつけに使う器具（箸，スプーン，トング，玉杓子，木杓子）は，消毒済みのものを用いる

- ・帽子のかぶり方を再度チェックし，不浄なところは触らない
- ・直に手を使い盛りつける場合は，使い捨て手袋を使用する

❸ 盛りつけ量にむらがなく均一であること
- ・出来上がり量から1人分の量を計算し，均等（量，食材料の種類，煮汁，水分量）に盛りつける

㋑ 『ほうれんそうのお浸し』の盛りつけ

　　　出来上がり重量　；　4.8 kg　　　喫食人数　；　120人

① 出来上がり重量を計り4等分する．4等分したものが30人分になる（1.2 kg）．
② 1人分の重量（40 g）を計り，食器に盛りつける．
③ もしくは30人分の食器に，均等に目分量で盛りつけ，手直しする．

- ・試作で得た重量を参考に，盛りつける
- ・汁物などは，だいたい盛りつける分量が決まっているので，容量の決まっている玉杓子や横口レードルを使用すると，作業能率が上がる（図Ⅱ-2-8）
- ・具が均等に入るように注意する

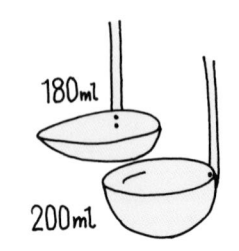

図Ⅱ-2-8　玉杓子利用例

❹ 食欲をそそるように美しくていねいに盛りつける
- ・バランスよく盛る〔1皿の中の食材料の配置．鉢に盛るものは中高に，色彩を考える（図Ⅱ-2-9）〕
- ・和皿などで絵柄のあるものは，絵柄を正面にする（図Ⅱ-2-10）
- ・盛りつけ時に，食器の回りの汚れは拭き取る（ごはん粒や，汁物の液垂れ）

❺ 適温供食がおいしさにつながる
- ・原則として冷めてもよいものから盛りつける
- ・温かいものは温かく，冷たいものは冷たく供食する（図Ⅱ-2-11）

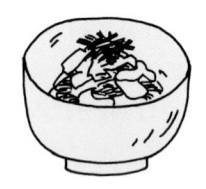

図Ⅱ-2-9　和え物の盛りつけ（小鉢）

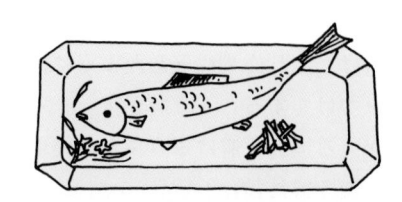

図Ⅱ-2-10　魚の盛りつけ（和角皿）

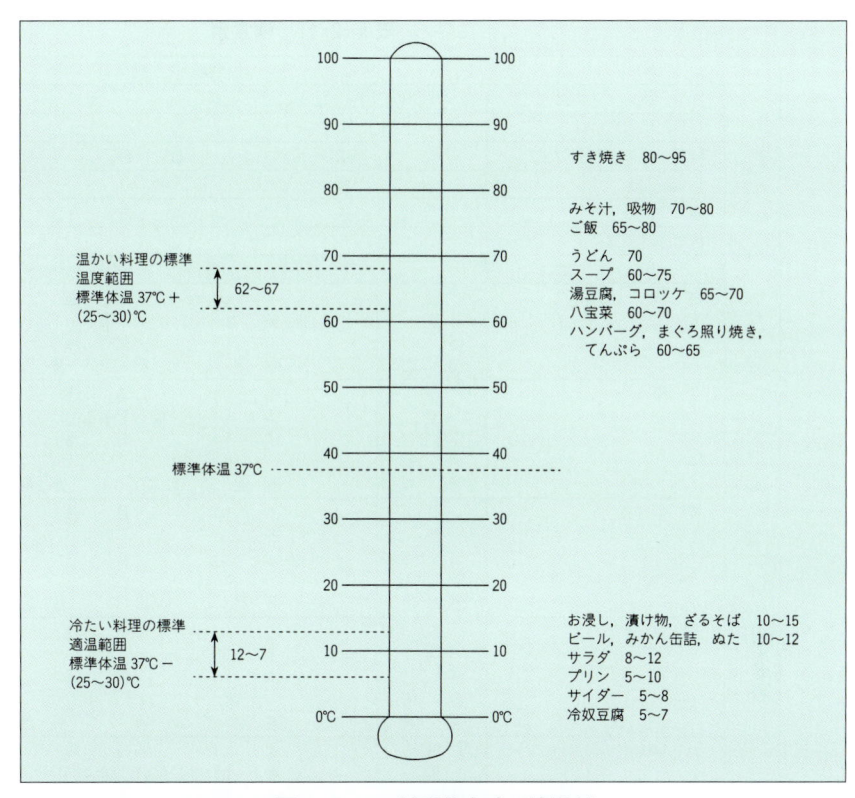

図Ⅱ-2-11　料理飲食時の適温例
(富岡和夫・編者：給食の運営　給食計画・実務論，第5版．医歯薬出版，2015より)

- 温かい料理は65℃以上，冷たい料理は10℃以下で保存する
- 適温供食のための機器類(温蔵庫，スチームテーブル，電熱器，温冷配膳車，ホテルパンウォーマー，スープウォーマー，冷蔵庫，冷凍庫，コールドテーブルなど)を効率よく利用する(**図Ⅱ-2-6，p.91**)
- 汁ものは，スープウォーマーなどで保温しておき，利用者の顔を見てから盛りつける
- 夏場などは，ゼリー類は時間の経過で溶けてくるので，配膳直前まで冷蔵庫で冷やしておく

6．検食・保存食

1) 検食

利用者に給与する食事について，栄養学的観点からみて，その量と質とが適当であるかどうか，また食品衛生の見地から，衛生的に取り扱われているか否かを調べるとともに，経済的または嗜好の面から，適当であるかなどのチェックをするものである．

- 検食責任者(栄養士役)を定め，必ず検食した後に配膳する
- 検食票を備え，これに評価・所見などを記載し，この結果を活用して，内容改善に努める
- 検食票には，日付・検食時刻・献立名・検食者名・評価(味つけ，盛りつけ，色彩，温度，

表Ⅱ-2-11　検食票

	年　　月　　日　　曜日		検　食　時　刻	時　　　分
	項　　目		評　　　　価	
料理全体の評価	材料の組み合わせ方		よ　い　　　　普　通　　　　わるい	
	料理, 味の組み合わせ方		よ　い　　　　普　通　　　　わるい	
	1人分の量		多　い　　　　丁度よい　　　少ない	
	盛りつけ方		よ　い　　　　普　通　　　　わるい	
	色彩のバランス		よ　　い　　　　　　　　わるい	
	項　　目		評　　　　価	
料理別の評価	主　食 (　　　　　)	味 量 盛りつけ 温　度	よ　い　　　　普　通　　　　わるい 多　い　　　　丁度よい　　　少ない よ　い　　　　普　通　　　　わるい 適温である　　　　適温でない	
	主　菜 (　　　　　)	味 量 盛りつけ 色　彩 温　度	よ　い　　　　普　通　　　　わるい 多　い　　　　丁度よい　　　少ない よ　い　　　　普　通　　　　わるい よ　　い　　　　　　　　わるい 適温である　　　　適温でない	
	副　菜(1) (　　　　　)	味 量 盛りつけ 色　彩 温　度	よ　い　　　　普　通　　　　わるい 多　い　　　　丁度よい　　　少ない よ　い　　　　普　通　　　　わるい よ　　い　　　　　　　　わるい 適温である　　　　適温でない	
	副　菜(2) (　　　　　)	味 量 盛りつけ 色　彩 温　度	よ　い　　　　普　通　　　　わるい 多　い　　　　丁度よい　　　少ない よ　い　　　　普　通　　　　わるい よ　　い　　　　　　　　わるい 適温である　　　　適温でない	
	汁　物 (　　　　　)	味 量 盛りつけ 色　彩 温　度	よ　い　　　　普　通　　　　わるい 多　い　　　　丁度よい　　　少ない よ　い　　　　普　通　　　　わるい よ　　い　　　　　　　　わるい 適温である　　　　適温でない	
	デザート (　　　　　)	味 量 盛りつけ 色　彩 温　度	よ　い　　　　普　通　　　　わるい 多　い　　　　丁度よい　　　少ない よ　い　　　　普　通　　　　わるい よ　　い　　　　　　　　わるい 適温である　　　　適温でない	
総　評　10点満点で○印を記入		10　9　8　7　6　5　4　3　2　1		
<所　見>				
クラス　　　　　　　班		検食者名(栄養士役)		

食材料の組み合わせなど) が記入できる項目を設ける (表Ⅱ-2-11).

2) 保存食 (衛生検査試料)

　衛生管理の資料として, 原材料および, 利用者に提供した料理 (調理済み食品) を料理別に50g程度ずつ, −20℃以下の冷凍庫で, 2週間以上保存し, 記録 (採取年月日など) をとる.

　万が一, 食中毒などの事故が発生した場合の, 原因究明の試料として重要なものであるから, 必ず実行しなければならない (p.68参照).

【原材料の採取方法】
・検収時に採取する
・洗浄・消毒を行わず, 購入した状態で, 清潔な容器 (ビニール袋など) に密封する

【料理（調理済み食品）の採取方法】
・配膳後に採取する（釜別，ロット別）
・他の料理と接触しないように，また乾燥しないように完全密封できる消毒済み容器に取る
・採取器具（トング・箸・スプーンなど）は清潔なものを使う
・料理によっては，1食分で50gに満たないもの，50gではかさの高いものは，少なくしてもよい
・余熱のあるものは，冷ましてから容器に入れる

7．供食（配膳・喫食）

献立に合わせ，料理を食器に盛りつけ，トレイに並べること，また，並べた料理を利用者に配り，食事の準備をすることを「配膳」という．

1）配膳の方法

一般的に多くの給食施設では，調理室の中に配膳台があり，カウンターを介して利用者がセルフサービスで，食事する場合が多くみられる．

学内実習では，セルフサービスでカウンター形式の場合が多い．

利用者が，トレイに主食・主菜・副菜・汁物・デザートと，順に取っていく．

2）利用者の心得

利用者に対しても，次のような衛生的な意識を持たせることが必要である．
・食事の前には，手洗いを実行する
・不潔な着衣のままや，泥のついた靴などでは喫食室への入室はさせない（入り口のマットなどで除き取る）
・原則として，喫食室内へは外で購入した食べ物を持ち込まない
・学内実習では喫食も実習であるから，掲示された献立表などをよく見て，残さず食べるようにする
・媒体（ポスター・卓上メモなど）や雰囲気作りなどをよく観察して参考にする
・料理についてのアンケートは，栄養面や味つけ，盛りつけなど，栄養士の立場に立って評価する

8．食器返却・回収と洗浄・消毒

1）食器の返却と回収

① 利用者は，下膳コーナーで食器についている残飯・残菜をシャワーで落とし，シンクの中に浸ける．箸，スプーン，フォーク，ナイフなどは，所定の場所に返却する．利用者は，食器をていねいに扱う．

② シンク内に戻ってきた食器を受け取る．食器受け取り係は，食器回収口で食器を受け

取りながら，浸漬槽に全部つかるように漬けておく．
注食器回収口の美的景観が保たれるように，配慮しながら受け取る．

2) **食器の洗浄のポイント**
① シャワーシンクで予洗後，食器は洗浄までの間，十分に浸漬しておく．
② でんぷん質・たんぱく質・油ものと汚染状況が違うので，洗剤濃度など工夫して汚れが落ちやすくなるようにする(シンク内の水温は40～50℃位が望ましい)．
③ 食器の表面に傷をつけないように，柔らかいタワシ・スポンジを使って，汚れをていねいにこすり洗いする(金属タワシ，クレンザーの使用は避ける)．
④ 洗剤が残らないように，十分にすすぎ洗いをする．
⑤ 洗った食器は，同じ種類ごとにまとめて，カゴに入れる．
⑥ 定期的に漂白する．学内実習では半期に1度，毎日使用するところでは2週間に1度が目安である．
漂白剤は酸素系漂白剤の浸漬タイプを使用し，塩素系漂白剤は使用しない(食器自体が酸化され，塩素焼けをして，材質そのものが劣化し，割れやすくなる)．

3) **自動食器洗浄機の使い方**
《コンベアー式》
コンベアーに食器を載せ，洗浄からすすぎまでを行う．1槽式から4槽式まである．1槽式や2槽式の場合は，すすぎ洗いに使用する．
【取り扱い】
① 防水カーテンの位置がずれていないか，残菜カゴ，濾し器(ストレーナー)が所定の位置に正しくセットされているかを確認する．
② 排水栓を確実に閉め，給湯バルブを開け，タンクに給湯する．
③ 洗剤(専用のもの)を入れ，すすぎ洗いなどの水洗バルブを開ける．
④ モーター，コンベアーのスイッチを入れ，作動させる．
⑤ 食器類は残菜をできるだけ取り除いてから，コンベアーの上に伏せて載せる．
⑥ 洗浄が終わったら，スイッチを切り，給湯・すすぎ洗いのバルブを閉める．
⑦ タンク内の洗浄液を排水し，ホースを使い，コンベアーの入り口，出口，タンク内を洗浄する．
⑧ 残菜カゴ，濾し器を取り外し，きれいに洗う．
⑨ 洗浄機の外側は，から拭きする．

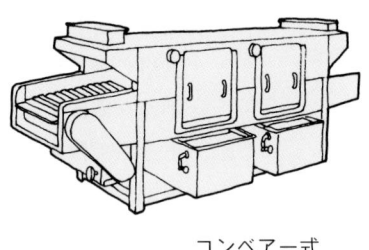

コンベアー式

【注意点】
・食器類は同じ種類を続けて洗う
・汚れている洗浄機では，清潔で衛生的な食器洗浄は望めないので，普段の手入れを怠

らない
- モーターやスイッチに，水をかけると危険である

【手入れ】
- 月に1度くらい，点検掃除を行う

《ドア式》
狭い厨房でも設置でき，十分な洗浄能力が発揮できる．ガス式・電気式の2種類がある．
回転ノズルから高圧噴射された洗剤液や，洗浄水（60～65℃）で食器を洗う．

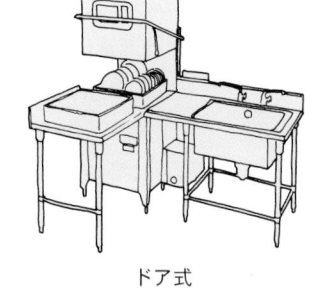

ドア式

【取り扱い】
① 排水栓を閉める．
② 回転ノズルを，確実にセットする（穴の位置に注意）．
③ 洗剤液の量を確認する．洗剤は専用のもの（食器の材質によって種類がある）を使用する．
④ ブースターに点火し，洗浄タンクに給湯する．
⑤ 食器を入れたラック（カゴ）をセットし，洗浄スイッチを入れる．
⑥ ドアを下げる．
   洗浄時間；65ラック/時 （1ラック56秒）
   （洗浄38秒，水切り3秒，すすぎ12秒，オープン3秒）
   温度；洗浄湯温度　60～65℃　すすぎ湯温度80～85℃
   処理能力；皿（小）約1,500枚/時
⑦ 洗浄が終わったら，スイッチを切り，ブースターを止める．
⑧ タンク内の洗浄液を排水し，ホースを使い，タンク内を洗浄する．
⑨ 洗浄機の外側は，から拭きする．

【注意点】
- 食器類は，残菜をできるだけ取り除いて，ラックに入れる
- 洗浄むらができないように，食器を詰め過ぎない
- 回転ノズルの穴を逆につけると，洗浄中にタンクより水があふれ出るので，始業前に必ず確認する

【手入れ】
- 月に一度くらい，点検掃除を行う

《かきあげ式》
大型厨房設備で大量の食器を短時間で洗浄する．ジェット水流で下洗いされた食器は，コンベアー上にかきあげられ，自動的に洗浄される．かきあげられた食器を伏せるだけの作業は，人が行う．

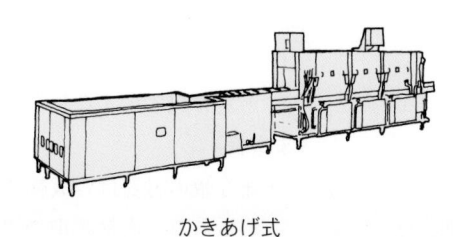

かきあげ式

4) 食器の消毒・乾燥

カゴに入れた洗浄後の食器は，消毒・乾燥を行って，衛生的に保管しておく．

《食器消毒保管庫》

食器を熱風で乾燥消毒する方法．電気式・ガス式・蒸気式がある．

消毒後，次の使用時まで，衛生的にそのまま保管することができるので，一般によく利用されている．メラミン・ポリプロピレン食器の場合の目安温度は，80〜90℃，温度上昇後の時間は，約30分である．

【取り扱い】

① 食器カゴの取っ手を取り出しやすい方向に向けて，棚に載せる．
② 扉を確実に閉める．
③ 温度，時間をセットし，スイッチを入れる．

【注意点】

・食器に付着した水は十分切ってから，消毒保管庫に入れる
・消毒保管庫内の場所によって，温度に差(温度むら)がある
　(熱風の吹き出し口は温度が高めになるので注意する)

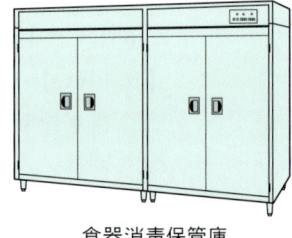

【手入れ】

・月に一度くらい，点検掃除を行う(サーモスタット，棚，底板など)

食器消毒保管庫

9．後かたづけ

1) 調理器具類の清浄・消毒

器具，容器の使用後は3回水洗いする（食品製造用水，40℃程度の微温水が望ましい）．洗剤は，中性洗剤または弱アルカリ性洗剤を使用する．

さらに80℃，5分間以上またはこれと同等の効果を有する方法で(70%アルコール噴霧など)十分殺菌した後，乾燥させ，清潔な保管庫を用いるなどして衛生的に保管する．大型のまな板やざる等，十分な洗浄が困難な器具については，亜塩素酸水または次亜塩素酸ナトリウム等の塩素系消毒剤に浸漬するなどして消毒を行うこと．

《包丁》

・牛刀の刃渡りの長い物を使用することが多いので，洗浄の際にもケガに注意する

＊洗浄法

① シンクの底など平らな面に，刃の部分を浮かさないようにぴったりつける．
② タワシやスポンジなどに洗剤をつけて磨く．切れ味が低下したら研ぐ(資料11参照)．
③ 流水で，洗剤を洗い流す．
④ 清潔なふきんやキッチンペーパーなどで，水分を十分拭き取る(サビ発生の予防)．
⑤ 所定の包丁・まな板消毒保管庫(図Ⅱ-2-12)に収納する．

《まな板》

・まな板の材質は合成樹脂製(ポリエチレンが主流)や合成ゴム製が多い．抗菌仕様のものもある．大量調理の現場では，衛生上，木製は極力使用を控えることが望ましい．

・まな板の表面に傷や凹みができたら，修正する処置をとる(削る，剥がす)
・衛生的観点から，使用区分を明確にして，色分けするなど兼用は絶対に避ける

＊洗浄法
① 汚れがついたら直ちに水洗する(洗浄する習慣をつける)．
② タワシやスポンジなどに洗剤をつけて洗う(包丁の傷目に沿ってこする)．
③ タワシやスポンジを使い，汚れと洗剤を流水で落とす．
④ 水分を切り，消毒液(次亜塩素酸ナトリウム250倍液)に5分以上漬けた後，流水でよく水洗する．
⑤ 水切り台などで水を切り，消毒済ふきんやキッチンペーパーで水分を拭き取る．
⑥ 紫外線の照射してある専用の包丁・まな板消毒保管庫(図Ⅱ-2-12)に収納する．

[包丁・まな板保管庫の使い方]
　紫外線を照射することで，殺菌消毒をし，包丁やまな板などを保管できるもの．
　乾燥機つきのものもある．

【取り扱い】
① 水分を拭き取った包丁・まな板を置き台に並べて入れる．
② 扉を完全に閉め，乾燥タイマー90分(標準)，殺菌タイマー90分(標準)に合わせ，スイッチを入れる．

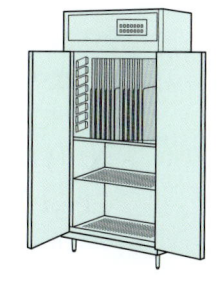

図Ⅱ-2-12　包丁・まな板保管庫

資料11　包丁の研ぎ方

① 切れ味が低下したら，中目砥石と仕上げ砥石で研ぐ．刃こぼれ注意(スチール棒は刃をいためる原因となるので，使用は極力避ける)．
② 包丁の刃の形状に合わせて，まず表側を，下図の角度でそれぞれ研ぐ．裏側を研ぐ場合には，表側：裏側＝7：3の割合で研ぐ．
③ 研ぎ方は，下図のように包丁を適宜移動させて，均一に研ぐ．包丁を押さえる手は，包丁の上を軽くすべらせて，常に砥石の上にあるようにする．
④ 砥石で研ぎ上げた後に，包丁の刃を新聞紙などの上にねせて，軽く2〜3回こする．バリ(刃カエリ)がとれてよい刃がつく．

刃の形状

三徳・牛刀・筋引・細切の形状

三徳・牛刀・筋引・細切の角度
(牛刀210mmクラスで10円硬貨が約2枚入る角度)
約10°

裏側研ぎ　裏側研ぎ　表側研ぎ

> **資料 12　紫外線殺菌灯**
>
> 　　紫外線殺菌灯の波長は 2,500〜2,600 Å（オングストローム）である．
> 　　紫外線とは，目に見える光よりも波長の短い電磁波の一種で，そのうちの殺菌作用のある波長は，2,537 Å（1 Å は 1 億分の 1 cm に当たる）．この波長を効率よく豊富に出すように紫外線殺菌灯は作られている．
> 　　大腸菌：15 ワットの殺菌灯から，50 cm で 1 分以内に，10 cm なら約 6 秒で死滅する．
> 　　紫外線は，空気や水以外はあまり透さないので，紫外線の当たる箇所の表面殺菌に限られる．

③　乾燥時間が経過すると，殺菌灯が点灯し，殺菌を始める．のぞき窓から点灯を確認する．

【注意点】
・殺菌灯から発生する紫外線は，人体（とくに目）にたいへん有害なので，直視しないようにする（ガラス越しに見るのは安全）

【手入れ】
・乾いたふきんなどで汚れを落とす．とくに内側はきれいにするほど反射率があがるので，殺菌効果があがる
・殺菌灯の交換は，消灯してから蛍光灯の交換と同様の方法で行う．ランプの寿命は約 4,000 時間である

《ふきん》
・食品などを衛生的に取り扱っても，ふきんが汚れていては逆に汚染することになるので，注意する（2 次汚染）
・作業区分や用途別によって，ふきんも区分する（例：調理台用，下処理用，器具用，食器用，盛りつけ用など）
・枚数は多めに準備しておく
・消毒済みのふきんは区分けして，専用の容器に保管する

＊洗浄法
①　ふきん用の洗濯機に洗剤を入れて洗う．
②　洗剤で汚れを落としてから，十分すすぎ洗いをする．
③　専用煮沸消毒用の鍋で煮沸殺菌（100℃で 5 分間以上）する．もしくは，洗浄に使った洗濯機に次亜塩素酸ナトリウム溶液（250〜500 倍希釈液）を入れ，ふきんをつける．
④　専用乾燥機もしくは，ふきん掛けで十分乾燥させる．乾燥機つきの包丁・まな板保管庫（図Ⅱ-2-12）も利用できる．

《その他の調理器具》
　大量調理では，調理器具そのものが大きく，洗浄が手抜きになりやすい．調理器具類は，

ていねいに隅々まで洗って，乾燥させ，所定の場所に整理して衛生的に保管する．
　木製の器具は汚染が残存する可能性が高いので，特に十分な殺菌に留意すること．なお木製の器具は極力使用を控えることが望ましい．
　洗浄用の小道具（タワシ，スポンジ類）も使い終わったら，洗浄，消毒，乾燥させておく（再汚染防止）．

ステンレス製品：ボウル，バット，ザル，レードル，トング，缶切りなど
　傷をつけないように洗剤で洗い，熱湯消毒し，乾燥させ，所定の保管庫に収納する．ザルは針金でケガをしないように注意し，目詰まりがないかを確認する．

ホーロー製品：ボウル，バット，洗面器など
　手荒に扱い傷をつけると，ホーローが欠け，鉄が現れて腐食が起こるので，ていねいに取り扱う．

木製品・竹製品：木杓子，菜箸，ザルなど
　器具類の目地にクレンザーなどを残さないように洗う．
　水洗をして，十分乾燥した後，保管庫に収納する（積み重ねないように空間を空け，乾燥しやすい状態を保つ．カビの発生に注意）．

プラスチック製品：ザル，杓子など
　熱によって変形を起こすので，注意する．
　ザルは，穴に残菜などで目詰まりがないかを確認する．

2）調理室の清掃

《シンク・調理台など》
・洗剤を使い洗浄し，水気を除き，消毒・殺菌（**資料13，p.109**）する（大量調理施設衛生管理マニュアル　最終改正：平成29年6月16日）

《床》
＊ドライ方式
　・野菜くずなどが落ちた場合は，ほうきですぐ掃き取る
　・水や油が垂れた場合は，モップで拭き取る
　・実習終了後は，ほうきで掃いてから，消毒剤入り洗剤をつけたモップで拭き，水拭きした後，水気を除く

＊ウエット方式
　・水をまき，床の材質に合わせた洗剤とデッキブラシで磨く
　・油もので汚れた場合は，滑らないように注意して洗い，油分を除く
　・消毒液（次亜塩素酸ナトリウム溶液）を散布後，水洗する
　・水捌けワイパーなどで，たまり水のないように水気を切り，乾燥させる

《排水溝》
　・野菜くずなどを金網で回収し，ブラシを使って溝を洗浄する

《殺菌灯》
　・室内の清掃が完了したら，殺菌灯をつける

3) 喫食室の清掃
- 床を掃除機で清掃する．いすを整頓する
- テーブルの上の卓上メモ，筆記用具，食卓花などを所定の位置にかたづける
- 台ふきんでテーブルを拭く
- アンケートを回収し，ポスターを外す
- ゴミを集め，実習後の点検を行う

4) 厨芥物の処理
❶ 残菜
- ゴム手袋をはめて，残菜カゴの中に多く残っている食品を調べる．メモをとり，後で給食日誌に記入する

❷ 生ゴミ(残菜を含む)
- 実習中に生じた残菜は所定の容器に入れ，ふたをする．実習後，袋が破れてゴミが漏れていないことを確認し，ビニール袋の口をくくり，学内のゴミ置き場に運ぶ(台車使用)
- 返却された残菜などは，非汚染作業区域に持ちこまない
- 容器は洗浄してもとの位置に戻す(収集までにゴミ置き場に衛生動物が発生しないように，また異臭を生じないようにふたをきちんとする)
- コンポストを行うことが望ましい．

❸ 生ゴミ以外の厨芥物
- 焼却可能なもの(紙・木製箱・ダンボールなど)，プラスチック製品のもの(発泡スチロール・包装用袋など)，焼却不能のもの(びん・缶・陶器類・ガラス・金属製品など)，再生可能なもの(牛乳パック・ペットボトルなど)を，地域の定められた方法で分別し，処理する
- 環境の問題により，ゴミは量を減らすことが望ましい．

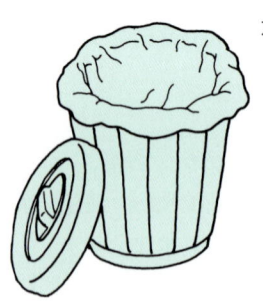

大型のポリ袋をいれる

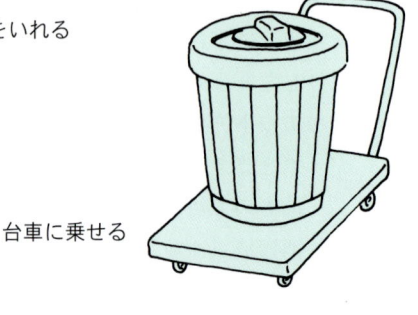

台車に乗せる

資料13　厨房に関係のある消毒・殺菌の方法

対　象	薬液および方法
手指	70%アルコール溶液（方法は，p. 70〜72を参照）
食品 （生で食べる野菜・果実）	必要に応じて，次亜塩素酸ナトリウム等〔次亜塩素酸ナトリウム溶液（200 mg/lで5分間または100 mg/lで10分間）またはこれと同等の効果を有する亜塩素酸水（きのこ類を除く），亜塩素酸ナトリウム溶液（生食用野菜に限る），過酢酸製剤，次亜塩素酸水並びに食品添加物として使用できる有機酸溶液〕これらを使用する場合，食品衛生法で規定する「食品，添加物等の規格基準」を遵守すること（方法はp. 75を参照）
食品 （魚介類・食肉類）	必要に応じて，次亜塩素酸ナトリウム等〔次亜塩素酸ナトリウム溶液（200 mg/lで5分間または100 mg/lで10分間）またはこれと同等の効果を有する亜塩素酸水，亜塩素酸ナトリウム（魚介類を除く），過酢酸製剤（魚介類を除く），次亜塩素酸水，次亜臭素酸水（魚介類を除く）並びに食品添加物として使用できる有機酸溶液〕．これらを使用する場合，食品衛生法で規定する「食品，添加物等の規格基準」を遵守すること
食器	食器消毒保管庫で乾熱殺菌（80℃〜90℃で30分）（方法はp. 104を参照）
調理台	70%アルコール噴霧またはこれと同等の効果を有する方法〔塩素系消毒剤（次亜塩素酸ナトリウム，亜塩素酸水，次亜塩素酸水等）やエタノール系消毒剤には，ノロウイルスに対する不活化効果を期待できるものがある．使用する場合，濃度・方法等，製品の指示を守って使用すること．浸漬により使用することが望ましいが，浸漬が困難な場合には，不織布等に十分浸み込ませて清拭する〕
調理機械類 調理器具・用具 包丁・まな板 ブラシ・タワシ・スポンジ	80℃で5分間以上の加熱またはこれと同等の効果を有する方法〔塩素系消毒剤（次亜塩素酸ナトリウム，亜塩素酸水，次亜塩素酸水等）やエタノール系消毒剤には，ノロウイルスに対する不活化効果を期待できるものがある．使用する場合，濃度・方法等，製品の指示を守って使用すること．浸漬により使用することが望ましい〕，塩素系消毒剤（次亜塩素酸ナトリウム，亜塩素酸水，次亜塩素酸水等）やエタノール系消毒剤
冷蔵庫	70%アルコール噴霧（冷却すると殺菌効果は低下するため冷却前に噴霧）
ふきん・タオル	100℃で5分間以上煮沸
生ごみ用ポリバケツ	1〜2%逆性石けん液または，次亜塩素酸ナトリウム200倍溶液，70%アルコール溶液の噴霧
モップ・足拭きマット	次亜塩素酸ナトリウム200倍溶液に浸漬

大量調理施設衛生管理マニュアル（最終改正：平成29. 6. 16）をもとに作成

10. 点　検

1）実習後の後始末（毎日の点検）

　次の実習に差し支えがないように，後始末はきちんとしておく．

　清掃・消毒・整理整頓のマニュアル（表Ⅱ-2-12）を作り，担当者（栄養士役）を決めて実施する．

　器具類は整頓し，機械類は故障や破損の生じたものは，即刻修理して次の使用に備える．

表Ⅱ-2-12　実習室点検票（点検が済んだらチェックマークをつける）

年　　　月　　　日（　　）	天候	点検時刻　　　：
実習班　　　－　　　－	記録者	

1. 整理整頓

食品倉庫		冷蔵庫1		冷蔵庫2		冷凍庫1	

2. 温度点検

冷凍庫1		保存食用冷凍庫1（原）		保存食用冷凍庫2（調）		冷蔵庫1	
冷蔵庫2		調理室室温					

3. 洗浄・保管点検

下処理室調理器具		調理室調理器具					
炊飯器		フライヤー		スープケトル		ミキサー	
回転釜		ティルティングパン		スチームコンベクションオーブン		レンジ	
ブラストチラー		包丁・まな板保管庫		保存食（調理済）用冷凍庫		冷蔵庫1	
真空調理器		真空冷却機		焼物機		湯沸し器	
製氷機		エアーカーテン		スープウォーマー		ウォーマーカート	
コールドカート		温蔵庫		冷蔵庫2		温冷配膳車	
ディスペンサー類		食器洗浄機		食器消毒保管庫			

4. 保存食（衛生検査資料）

原材料		調理済食品	

5. 残飯・残菜処理

残飯		残菜	

6. 清掃

更衣室		検収室		下処理室		調理室	
配膳コーナー		盛りつけコーナー		洗浄室		実習食堂（試食室）	
排水溝		清掃用具の保管					

7. 元栓

ガス		水道	

8. 電灯・空調・戸締り

実習専用便所		更衣室		検収室		下処理室	
調理室		実習食堂（試食室）		実習事務室		殺菌灯	

《毎日の点検項目(主なもの)》
・冷蔵庫・冷凍庫・倉庫の整理整頓(区分保管,先入れ先出し管理)
・冷蔵庫・冷凍庫の温度管理
・調理器具の洗浄保管
・調理過程の衛生状況
・検査用保存食
・残菜の処理
・排水溝
・清掃用具の保管
・ガス・水道の元栓
・出入り口・扉・窓の施錠

2) 定期的な管理

日常の保守管理について,計画的な管理のポイント(表Ⅱ-2-13)を参考に,定期的な点検項目を決め,チェックする.

表Ⅱ-2-13 保守管理のチェックポイント

設備名	毎日または定期	年に1回
給水・給湯蒸気管ボイラー	(そのつど)弁,その他の漏えいと,付属機器の補修調整	専用水道─水質検査 ボイラーの本体と付属機器の清掃および点検〈ボイラ規則〉
排　水	(毎日)床と排水溝の清掃 (毎週)管・トラップ・マスの清掃	
電　気	(毎月)設備の点検〈安全衛生規則〉	定期巡視点検〈電気事業法〉
照　明	(そのつど)破損器具の補修	
ガス設備(プロパン)	(そのつど)漏えいの修理(業者) (毎日)設備の作業状況の点検〈LPG保安規則〉 (毎月)配管・付属設備の点検〈LPG規則〉	都市ガスは5年に1回,導管その他の漏えい試験〈ガス会社,法〉 プロパンは2年に1回配管と調整器の耐圧気密試験〈LPG規則〉
換　気	(毎週)換気扇・グリースフィルターの手入れ,フード内外の清掃	空気濾過器の点検整備,防火ダンパの点検
厨房機器	(毎日)食品に直接または人手を介して接触する恐れのある部位の清浄・消毒と機器まわりの清掃	点検整備,消耗補用部品の交換
電気機器	正常機能の保持,定期給油	電気装置の点検
燃焼機器	正常機能の保持,バーナー・ノズル,その他の手入れと調整	燃焼器点検　〈LPG規則〉
蒸気機器	機能保持,付属器の点検補修	点検整備　〈ボイラ規則〉
冷凍機器		安全装置その他の点検とガス補充
貯米タンク	(3～6月に1回)内部を空にして,器内外と関連機器の清掃	

注)建築および一般諸設備関係を除く.〈　〉内は関連法規

(日本建築学会編:建築設計資料集成(設備計画編).丸善,1977)

＜3＞ 検証・改善（Check・Act）

　大量調理実習が終了すれば，計画どおりに実習が進行したかどうかを，いろいろな角度から検討するため帳票整理を行う．帳票整理は，各種の伝票から種々の帳簿（記録用紙）に転記してまとめる．帳票の種類，名称などは，給食施設の種類や，さまざまな条件によって異なっているのが現状である．帳票は，その目的に応じて，必要なものをできるだけ最少限に，また，様式はわかりやすく，合理的に事務が進められるように準備する．現在，事務処理はコンピュータ化されているところが多くなっている．

　当学内実習で使用する帳票類は**表Ⅱ-3-1**のとおりである．

　帳票類に記入後，各帳票をCheckし，1回の実習と実習全体を通して問題点をあげ改善策を考える．

資料14　帳簿と伝票の役割

帳簿：1冊の記録ノートのようなもので，一定の場所で，同じ対象について，何回も繰り返し記録され，内容が集約される．固定性，集合性がある．

伝票：1枚の用紙で，通常1枚に1つの項目を1回だけ記入し，一定の場所に止まらず，関係部門へ移動し，意志内容を伝達する．移動性，分離性がある．

1．1回の実習における記録と検討

❶　実施献立より栄養価の確認および記録（写真入り実施献立表 p.118～119）

　調味料の残量を計り実際の使用量を算出して，実施献立表を完成し，栄養量を目標量と照合して，検討する．できあがった料理の写真を貼り，記録とする．なお，実施献立において精度の高い栄養価計算をするためには，重量変化率を用いて実際に食べた重量を算出し，ゆで・焼き・油いためなど食べた状態に近い食品成分値を使用して栄養価計算を行うと，より正確な摂取栄養量が求められる．

❷　材料費の算出（給食日計表 p.117）

　当日購入した食品（生鮮食品）の納品伝票と出庫伝票より，使用材料の合計金額を出し，1人当たりの材料費を算出する（1人当たりの材料費＝食材料費総合計÷実数）．食数の総数は，検食・保存食を含めた数である．出庫した食品（常備食品）の価格算出に当たっては，単価表を使用するか，食品出納簿の単価より計算する．

　　（注）
　　　・生鮮食品の価格は，税込みと税抜きがあるので，注意する
　　　・常備食品の価格の算出は，小数点以下を切り上げて，整数とする

II 給食運営管理実習プロセス

表 II-3-1　当学内実習で使用する帳票類

Plan	栄養管理計画		給与栄養目標量算出表（p. 8） 荷重平均成分表（p. 8） 食品構成作成表（p. 14）
	献立計画		実習期間内献立計画表（p. 31） 実施（予定）献立表（p. 32）
	試作		試作計画表（p. 35） 試作検討記録用紙（p. 37） 作業時間記録表（p. 39） 予定献立表（決定）→実施献立表 　　　　　　　　　　　　　（p. 32）
	調理作業計画 発注・出庫計画	発注伝票 出庫伝票 （p. 50）	調理作業工程計画表（p. 44） 発注・出庫量計算用紙（p. 49）
Do	検収・出庫 調理・盛りつけ 検食 喫食 後かたづけ	納品伝票	発注・検収記録表（p. 50） 衛生チェック表（p. 76〜79） 検食票（p. 100） 喫食アンケート（p. 57〜58） 実習室点検票（p. 110）
Check	記録 反省 評価	請求伝票 領収伝票	写真入り実施献立表（p. 118〜119） 給食日計表（p. 117） 給食日誌（p. 120） 喫食アンケート集計表（p. 121） 常備食品出納簿（p. 115） 食品群別購入簿（p. 115） 金銭出納簿（p. 115） 栄養摂取量表（p. 122） 食品群別摂取量表（p. 123） 学内給食実習栄養管理報告書（p. 124） 1 年間の考察と感想（p. 125）
Act	見直し 改善		Check・Act 記入表 I（p. 126） Check・Act 記入表 II（p. 127）

❸　調理作業の適否（給食日誌 p. 120）

調理作業計画に沿って作業が進行したかどうか，次の点について検討する．

＊時間配分
・各料理のできあがり時間が，早すぎたり遅すぎたりしないで，ほぼ同じであったか
・適温供給ができたか

＊作業内容量の軽重，チームワーク
・調理師役に配分した作業内容の，軽い重いはなかったか
・班員は各自の作業に責任をもって取り組んだか，また相互に協力し，連携がとれたか

＊盛りつけ作業が適正であったか
・余ったり足りなかったりせず，均等配分できたか

・盛りつけに心配りができたか（p. 97 参照）
＊調理内容は適正であったか
・切り方
・味つけ
・加熱時間

❹ 喫食アンケート集計（p. 121）

喫食時に実施したアンケートを集計し，利用者の反応から検討する（p. 130 参照）．

各項目の回答者の人数を集計して，項目ごとにパーセント（全体の人数を 100 として）を算出する．その数値より，各料理や全体のできあがり状況の良否について考察をまとめる．

❺ その他の帳簿類

ⓐ 常備食品出納簿（表Ⅱ-3-2）

・米，調味料など，常備食品の出納状況を記録する帳簿

＜入庫＞納品伝票より転記，この時単価も記録しておく．

＜出庫＞出庫伝票より転記．

ⓑ 食品群別購入簿（表Ⅱ-3-3）

・購入した食品を食品群別に分けて記録する帳簿で，納品伝票より転記する
・累計重量，累計価格を出し，1 年間の食品群別使用重量・使用金額・単価を算出する
・次年度の食品群別荷重平均成分値作成や食品構成表作成の資料となる

ⓒ 金銭出納簿（表Ⅱ-3-4）

・現金の出し入れを記録する帳簿で，領収伝票とレシートより転記する
・収入は，学生より集金した喫食費や食券の売り上げである

ⓓ 伝票綴り

・納品伝票（請求伝票）と領収伝票（レシート）に分けて，整理する
・納品伝票は商店別に綴り，月末に請求伝票が届いたときに，照合する

2．実習全体を通しての検討

❶ 栄養摂取量表（p. 122）

実施した献立の 1 人当たりの栄養量，材料費を一覧表に書き込み，全実習終了後，平均値を算出して目標値と照合する．

❷ 食品群別摂取量表（p. 123）

実施した献立の 1 人分の食品使用重量を，食品群別に一覧表に書き込み，全実習終了後，平均を出し，1 回の平均摂取重量を算出し，目標量と照合して検討する．

❸ 1 年間の実習を終えての考察と感想（p. 125）

表Ⅱ-3-2　常備食品出納簿

食品名　　米

月　日	入庫量（kg）	単価（円）	出庫量（kg）	残量（kg）	備　考
4.20	50	560/kg		50	50 kg 28,000 円
21			10	40	
22			10	30	
23			10	20	
27	50	550/kg		70	50 kg 27,500 円
28			10	60	

表Ⅱ-3-3　食品群別購入簿

食品群名　　緑黄色野菜

月　日	食品名	購入量（kg）	購入量累計（kg）	価格（kg）	価格累計（円）
4.21	かぼちゃ	7.0	7.0	1,260	1,260
21	プチトマト	2.5	9.5	1,625	2,885
4.22	にんじん	2.5	12.0	750	3,635
22	ピーマン	2.5	14.5	1,020	4,655

表Ⅱ-3-4　金銭出納簿

月　日	項　目	収　入	支　出	残　高	備　考
4.21	喫食費 前期分	300,000		300,000	3,000 円×100 人分
5.10	○○商店 4月分		18,452	281,548	
	△△商店 4月分		26,540	255,008	

3. 栄養管理報告書

健康増進法第24条に基づき実施されるものであるが，各都道府県により，様式や方法が異なっている．例を表Ⅱ-3-5に示す．

表Ⅱ-3-5 給食施設栄養管理状況調査表

所在地		TEL				
施設名					管理者氏名	㊞

		定食			その他（選択食）	結食数
		食数	材料費	売価	食数	
食別1日平均喫食数および食費	朝食					
	昼食 A食					
	B食					
	C食					
	夕食 A食					
	B食					
	C食					

食品群名		1人1日当純使用量g	施設別
1. 穀類	米		工　場　　事業所　　寄宿舎
	大麦		社会福祉施設　児童福祉施設
	小麦（粉を含む）		矯正施設　　自衛隊
	雑穀		その他（　　　　　　　　）
2. いも類	さつまいも		基準栄養量およびその根拠
	じゃがいも		エネルギー　　kcal　　たんぱく質　　g
	その他		根拠
3. 砂糖類			
4. 菓子類			
5. 油脂類			
6. 種実類			
7. 豆類	大豆および大豆製品		1人1日あたり実給与栄養量 / 使用強化剤強化食品名と1人1日あたり強化量
	その他の豆類		エネルギー　　kcal
8. 魚介類	生物		たんぱく質　　g
	干物		脂質　　g
9. 肉類			カルシウム　　mg
10. 卵類			ビタミンA　　μgRAE
11. 乳類	牛乳		ビタミンB₁　　mg	動たん／総たんぱく ＝　　％
	その他の乳製品		ビタミンB₂　　mg
12. 野菜類	緑黄色野菜		ビタミンC　　mg
	その他の野菜		実施月日　実施人員　陰性　陽性
13. 果実類			検便　月　日　名　名　名
14. きのこ類			月　日　名　名　名
15. 海藻類			月　日　名　名　名
16. し好飲料類			月　日　名　名　名
17. 調味料および香辛料類			検便依頼施設名
18. 調理加工食品類			所轄保健所名
合計			作成者職氏名

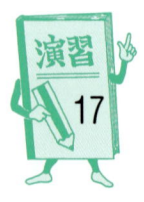

演習17 給食日計表，実施献立表，給食日誌，喫食アンケート集計表，栄養摂取量表，食品群別摂取量表，学内給食実習栄養管理報告書，1年間の実習を終えての考察と感想，Check・Act 記入表Ⅰ，Ⅱを記入してみましょう．

給食日計表

献立名 _____

実習日（　　月　　日）　班名（　　　　　　）栄養士名（　　　　　　　　　）

生鮮食品				常備食品			
食品名	購入量 g, kg	単価 円	金額 円	食品名	購入量 g, kg	単価 円	金額 円
合　計　1				合　計　2			

食材料費総合計（1＋2）円	食　数		1人当たり材料費　円
	総数	実数	

写真入り実施献立表

月　　日　　曜　実施　　　　　　班名（　　　　　　　）栄養士名（　　　　　　　　　）

料理名	食品名	純使用量 g	調味率 %	エネルギー kcal	たんぱく質 g	脂質 g	食物繊維 g	カルシウム mg	鉄 mg	ビタミン A μgRAE	ビタミン B₁ mg	ビタミン B₂ mg	ビタミン C mg	食塩相当量 g
合　　計														

☆献立名

主食

主菜

副菜1

副菜2

汁

デザート

（写真貼付）

		栄養摂取量	栄養目標量	充足率(%)
エネルギー		kcal	kcal	
たんぱく質		g	g	
脂　　質		g	g	
食物繊維		g	g	
カルシウム		mg	mg	
鉄		mg	mg	
ビタミン	A	μgRAE	μgRAE	
	B₁	mg	mg	
	B₂	mg	mg	
	C	mg	mg	
食塩相当量		g	g	
穀類エネルギー比率		%	%	
動物性たんぱく質比率		%	%	
脂質エネルギー比率		%	%	
利用者評価		よい ・ 普通 ・ 悪い			
検食評価		／10点			
1人当たりの材料費			円		

☆主な使用調理機器（○印）
ピーラー　洗米機　フードスライサー
フードカッター　ミキサー　炊飯器
フライヤー　ガスレンジ　回転釜
スチームコンベクションオーブン
ティルティングパン　電子レンジ　スープケトル
ブラストチラー　その他

☆献立の評価・反省

給 食 日 誌

年　月　日　曜日	天気　　気温　　℃　湿度　　％	実習班

栄養士名		欠席者名
調理師名		
	（　　名）	（　　名）

実習生の健康状態

献立名

予定食数 食	喫食数 食	残食数 食

検食総評　　　　　　／10点	保存食採取責任者
アンケート結果　（よい・普通・悪い）	

利用者評価	残菜の多い食品	検収結果
	1　　　2　　　3	

調理作業進行状況

☆時間配分　☆作業内容の軽重　☆チームワーク　☆盛りつけ　☆調理内容

全体の反省

記録者

喫食アンケート集計表

実施日（　　月　　日）　班名（　　　　　）

〈献立名〉

〈集計結果〉

〈考察〉

栄養摂取量表 (1人1食当たり)

(　　　　　　年度実習)

回数	月日	班名	エネルギー kcal	たんぱく質 g	脂質 g	食物繊維 g	ミネラル カルシウム mg	ミネラル 鉄 mg	ビタミン A μgRAE	ビタミン B₁ mg	ビタミン B₂ mg	ビタミン C mg	食塩相当量 g	穀類エネルギー比 %	動物性たんぱく質比 %	脂質エネルギー比 %	材料費 円
1																	
2																	
3																	
4																	
5																	
6																	
7																	
8																	
9																	
10																	
11																	
12																	
13																	
14																	
15																	
16																	
17																	
18																	
19																	
20																	
合計																	
平均																	
目標量																	
充足率																	

食品群別摂取量表 （1人1食当たり重量）

(　　　年度実習)

回数	月日	班名	1 穀類	2 いも類	3 砂糖類	4 豆類	5 種実類	6 緑黄色野菜類	7 その他の野菜類	8 果実類	9 海藻類	10 魚介類	11 肉類	12 卵類	13 乳類	14 油脂類	15 調味料類
1																	
2																	
3																	
4																	
5																	
6																	
7																	
8																	
9																	
10																	
11																	
12																	
13																	
14																	
15																	
16																	
17																	
18																	
19																	
20																	
合　計																	
平　均																	
目標量																	
過不足																	

学内給食実習栄養管理報告書

〔作成：　年　月　日　曜日分〕　　　　　　　　　学年　クラス・栄養士班長　　　　　　印

施設種別：学内給食実習				
給食回数	（1．2．3）回（朝・昼・夕）食		給食内容	単一定食・複数定食・カフェテリア・その他（　　）
適時適温の食事状況	昼食時刻（　時　分）			
	適温への配慮：温冷配膳車・保温庫・保冷庫・保温トレイ・保温食器・その他（　　　）			
1日平均給食数	昼　食		その他（　　　）	計
栄養成分表示	有（全部・一部）・無		材料費		円/日
従事者数	栄養士役	調理師役	事務担当者	その他（　　）	
	人	人	人	人	

対象者人員構成（計　人）	身体活動レベル\年代\性別		15〜17歳	18〜29歳	30〜49歳	50〜69歳	70歳以上	そ　の　他	
			人	人	人	人	人	人	
	Ⅰ	男						乳　児	男
		女							女
	Ⅱ	男						小学生	男
		女							女
	Ⅲ	男						中学生	男
		女							女

栄養指導	対　象	内　容	指導延人員
			回　　人

栄養摂取状況

昼食栄養摂取状況（1人1食平均）

栄養素名等	目標栄養量	給与栄養量	充足率
エネルギー	kcal	kcal	%
たんぱく質	g	g	%
脂質	g	g	%
食物繊維	g	g	%
カルシウム	g	g	%
鉄	mg	mg	%
ビタミンA	μgRAE	μgRAE	%
ビタミンB₁	mg	mg	%
ビタミンB₂	mg	mg	%
ビタミンC	mg	mg	%
食塩相当量	g	g	%
栄養比率　穀類エネルギー比	%	%	%
動物性たんぱく質比	%	%	%
脂質エネルギー比	%	%	%
栄養目標量算出方法	ア荷重平均　イ最頻値　ウ最大値　エその他		
栄養量算出根拠	日本食品標準成分表・荷重平均成分表		
食品群別荷重平均栄養素量表（施設独自の場合〇，その他の場合は記入）　施設独自・その他（　　　　）			

食品群別摂取状況（1人1食平均）

食品群名	基準量	給与量	充足率
穀類	g	g	%
いも類	g	g	%
砂糖類	g	g	%
豆類	g	g	%
種実類	g	g	%
緑黄色野菜類	g	g	%
その他の野菜類	g	g	%
果実類	g	g	%
海藻類	g	g	%
魚介類	g	g	%
肉類	g	g	%
卵類	g	g	%
乳類	g	g	%
油脂類	g	g	%
調味料類	g	g	%

1年間の実習を終えての考察と感想

クラス（　　　番）氏名

＜平均栄養摂取量および食品摂取量の考察＞

＜給食運営・経営管理実習（学内・学外）全体を通しての感想，反省，評価＞

Check・Act　記入表Ⅰ（学内実習　1回の実習の評価と改善）

	Check	問題点	Act
献立計画関連評価	写真入り実施献立表（p. 118〜119）		
	調理作業工程計画表（p. 44）		
	給食実習献立表（p. 65）		
	栄養教育媒体（p. 51）		
	給食日計表（p. 117）		
	給食日誌（p. 120）		
	喫食アンケート集計表（p. 121）		
調理作業関連評価	検収の結果（p. 50, 61）		
	衛生点検表（p. 76〜79）		
	調理作業の進行（p. 44）		
	盛りつけ作業の進行（p. 44）		
	検食の結果（p. 100）		
	後かたづけの点検（p. 110）		

Check・Act 記入表Ⅱ（学内実習 全体を通しての評価と改善）

	Check	問題点	Act
献立計画関連評価	＜評価と改善について報告＞ 栄養摂取量表（p.122） 食品群別摂取量表（p.123） 栄養管理報告書（p.124） 献立計画表（p.31） ＜各種調査＞ ①残菜・嗜好調査（p.128〜132） ②価格調査（p.140〜141）		
調理作業関連評価	＜評価と改善について報告＞ 検収 衛生点検の結果 調理作業の進行 盛りつけ作業の進行 提供時の品質 検食の評価 サービス ＜各種調査＞ ①廃棄率調査（p.134） ②衛生検査（p.135〜138） ③乾物の吸水調査(もどし率)（p.138） ④揚物の吸油率と揚げ衣の割合調査（p.139）		

III 給食運営管理における調査

よりよい給食を実施するためには，栄養管理面や衛生管理面など種々の調査を実施することによって，利用者の反応（残菜，嗜好）や給食運営の現状を知り，給食内容の評価，反省，改善の資料とする．

1．残菜・嗜好調査

1）残菜調査

《目的》

給与された食事は，完全に摂取されてこそ，栄養的な効果が期待される．給食を行った後，提供した食事が残飯・残菜として出ることは，栄養的にも経済的にもムダなことである．この原因を調べるために，残菜調査を実施して，量と内容を把握し，喫食状況を判定する．

《方法》

調査には秤量法がもっとも正確であるが，簡単にできる方法として，質問紙法や観察法がある．

(1) 秤量法

料理数だけ残菜容器（ポリバケツなど）を準備し，食器回収時にそれぞれ残したものを料理別に分けて容器に入れ，残した量を測定する．一般的に食器回収にはシャワーシンクを利用することが多いが，その場合は利用者に依頼して，残したものを分けて，容器に入れてもらう．

それぞれの料理ごとに，料理の盛りつけ残量と，残菜容器の中の残飯や残菜量を測定する．魚の骨，果物の皮などは残菜とはみなさないので，計算に入れない．またできあがり総量や盛りつけ残量が計れない場合，1人分の盛りつけ重量より計算する．

残菜調査表の様式例を**表Ⅲ-1**に示す．

(2) 質問紙法

実測による方法は手間がかかるので，アンケートによって残菜量を推量する方法を用いる場合がある．

一例として，5段階に分けた場合の質問表を**表Ⅲ-2**に示す．この場合は「ほとんど全部食べた＝残菜率0％，3分の2食べた＝残菜率35％，2分の1食べた＝残菜率50％，……」として検討する．

(3) 観察法

食器回収の時に食器に残っている残飯や残菜の量をみて，喫食状況を知る．

Ⅲ 給食運営管理における調査

表Ⅲ-1 残菜調査表

月　日（　）　　　　　　　　食数　　　喫食者数

料理名	1人分重量	できあがり総量	盛りつけ残量	残菜量	残菜率(%)

残菜率は下式より算出する．

$$残菜率(\%) = \frac{残菜量}{できあがり総量 - 盛りつけ残量} \times 100$$

表Ⅲ-2 残菜調査表（例）

月　日　天気　　　　　年　クラス　番　氏名

献立	料理名＼喫食量	ほとんど全部食べた	2/3食べた	1/2食べた	1/3食べた	ほとんど食べない	備考
主食	白飯		○				
主菜	アジのフライ	○					
副菜	ポテトサラダ	○					

《評価》

　残菜率は低いことが望ましいが，一般的には10%を基準に，次のように評価できる．
　残菜率が低値の場合：量，質ともに適切である．または量が少ないことも考えられる．
　残菜率が高値の場合：量が多すぎるか，味に問題がある．または量，味ともに問題がある．

《考察》

　残菜率が高値の場合は，その原因を調べ，改善方法を講じていかなければならない．
　残菜原因には以下のようなものが考えられる．

表Ⅲ-3　残菜理由の調査表（例）

料理名 \ 質問項目	給食内容による理由											利用者の理由			
	量が多い	薄い	濃い	塩からい	甘い	油っこい	固い	軟らかい	適温でない	食器が悪い	盛りつけが悪い	鮮度が悪い	食欲がない	気分が悪い	お腹がすかない	食べたことがない	嫌い
白飯											○						
アジのフライ						○			○								
〜〜〜																	
その他理由																	

(a) 利用者に原因があるとき
・身体の調子が悪い（病気，食欲不振，精神的不安，疲労など）
・嗜好が合わない（好き，嫌い）など

(b) 献立に原因があるとき
・量が多すぎる
・質的な問題（味つけ，材料の新鮮さなど）
・技術的な問題（調理方法，盛りつけ，適温給食でない）など

(c) その他に原因があるとき
・料理に異物が混入していた
・喫食室が不潔であったなど

　残菜調査の結果から，あるいは利用者の反応から，これらを推測するが，残菜理由を明らかにするためには，残菜理由調査を行うことも必要である．一例を**表Ⅲ-3**に示す．これらの結果より献立の味つけ，量，固さ，盛りつけ方，温度，食器の適否などの面から，改善方法を検討していくことが大切である．

2) 嗜好調査

　嗜好調査の実施については，労働安全衛生規則に規定されている．利用者の嗜好を知るために，食品，料理，調理方法の好き・嫌いなどを調査する．その結果について検討し，献立作成に反映させる．

《方法》

　嗜好調査の方法としては，質問紙法がよく用いられる．また食品や料理の提示による方法もある．

(1) 質問紙法

いくつかの食品や料理をあげ，その好みの程度に点数（評定尺度値）をつけて，当てはまるところに○を記入，あるいはその数字を○で囲んでもらう方法である．

評定尺度値は，好みの程度を数量化して表すもので，「好き～嫌い」の嗜好については，表Ⅲ-4に示すように，数値尺度を9つに分ける方法（荒井式）がある．この方法では2点法～9点法の5種類のうち，いずれかの方法を用いて回答を求め，この数値を集計し，分析する．

7点法と5点法を用いた嗜好調査表の一例を表Ⅲ-5，表Ⅲ-6に示す．

表Ⅲ-4　好き・嫌いの程度を示す尺度（荒井式）

					好き	嫌い				2点法（2段階）
				好き	普通	嫌い				3点法（3段階）
			ひどく好き	少し好き	普通	少し嫌い	ひどく嫌い			5点法（5段階）
		非常に好き	なかなかいける	いくらかいける	普通	ちょっと嫌い	ぜんぜんいけない	いただけない		7点法（7段階）
	もっとも好き	大好き	だいたい好き	やや好き	普通	やや嫌い	だいたい嫌い	大嫌い	もっとも嫌い	9点法（9段階）
	9	8	7	6	5	4	3	2	1	数値尺度

表Ⅲ-5　7点法の嗜好調査表（例）

料理名＼おいしさの感じ方	とてもおいしそうだ	おいしそうだ	ややおいしそうだ	おいしそうでもまずそうでもない	ややまずそうだ	まずそうだ	とてもまずそうだ
アジのフライ	○						
ポテトサラダ			○				

表Ⅲ-6　5点法の嗜好調査表（例）

食品・料理＼尺度値	大好き	やや好き	好きでも嫌いでもない	やや嫌い	大嫌い
さばのみそ煮	5	4	3	②	1
きんぴらごぼう	⑤	4	3	2	1

《評価》
　嗜好の違いには，一般的に性，年齢，生活環境(家庭環境：核家族・複合家族など，自然環境：地域・気候・産物など)などの要因が考えられる．嗜好度の高い食品を使用し，あるいは嗜好度の高い料理を用いることが喫食率アップにつながる．
　特定多数人の誰にでも好まれる献立を作ることは困難なことである．しかし，定期的に嗜好調査をすることによって，嗜好傾向を把握し，喜ばれる給食への努力を払わなければならない．また病院や老人ホームなどでは，個人対応の資料として用いられることもある．

2．アンケートのまとめ方

　アンケート調査に関しては，アンケート調査内容計画(p.56)を参照して，調査用紙を作成し，実施する．アンケートの調査結果のまとめ方を以下に記す．

1）アンケート集計の方法
　それぞれの質問に対して，何人が回答しているか人数を数え，度数分布表を作成する．
〈留意点〉
- 度数は実数ではなく，パーセント(小数点以下第1位)で示す
- 回答者が何人であるか，基数をはっきりと示す
- 無回答を集計の対象に含めるか否か
- 回答選択肢の統合をしたほうがよい場合もある
- 順位回答形式の質問は順位ごとに集計する

2）グラフの活用
　結果の数表をグラフ化することは，表に示された特徴をより直感的かつ印象的に視覚に訴え，ポイントを簡潔に伝えることができ，理解しやすくなる．また楽しく理解させることもできる．
　大小関係を知るには棒グラフが，変化をみるには折れ線グラフ，比率をわかりやすく表現するには帯グラフ・円グラフ，パターン分類にはレーダーチャートが適切である．以下に代表的なグラフとその特徴を示す．

① 折れ線グラフ：平均や比率の時系列的変化を示すのに優れている．またグループ間の特徴の違いを表すこともできる．
② 棒グラフ：回答選択肢間の度数，パーセントを比較したり，時系列的変化を示す．
③ 円グラフ：1つの質問項目に対し，回答選択肢間の比率を比較する．
④ 帯グラフ：回答選択肢間の比率の比較や，これらの時系列的変化を示す．
⑤ 絵グラフ：グループ別の総計や平均などの大きさの違いを，絵の大きさの違いなどによって示す．もっとも直感的である．絵の工夫で注意を引くことができる．
⑥ 統計地図：地域的属性と，それ以外の属性との間のクロス表を，地図を利用してグラフ化したもの．
⑦ ヒストグラム：定量的データの度数分布表をグラフ化したもの．分布の形を調べる場合

に利用される.
⑧ 散布図(相関図):2つの連続型データの間の関係を示す.直線的な関係や曲線的な関係の有無がとらえられる.
⑨ ステレオグラム:クロス表や相関表の各セルに記入された度数や%の大小を,各セルに立てた棒の高さの相違で示す.
⑩ レーダーチャート:いくつかの質問項目の平均を,同時に示すのに適する.この平均の違いを,時系列的あるいはグループ間で比較する場合に利用する.

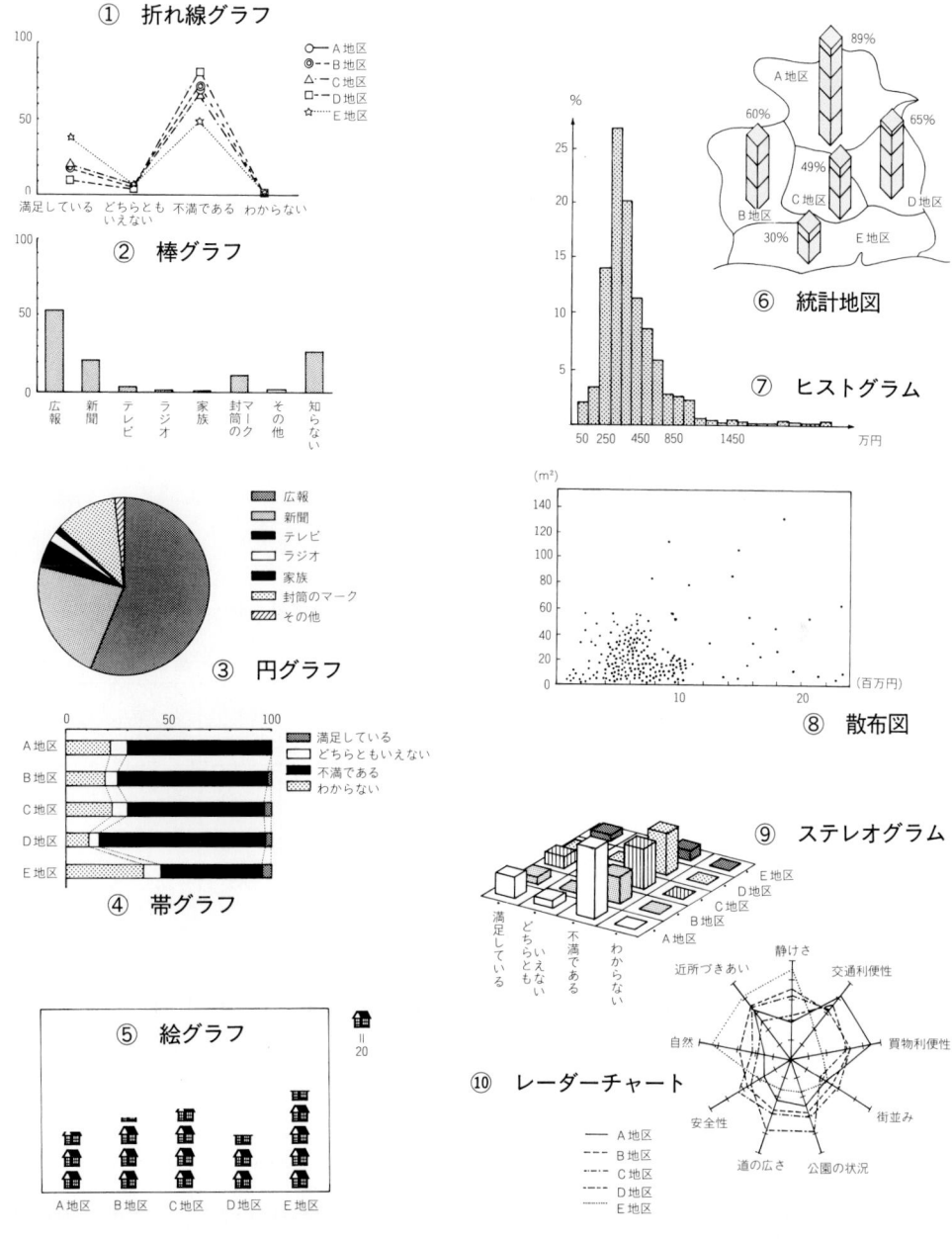

図Ⅲ-1 グラフのいろいろ

3) 考　察

調査結果から，調査目的に沿って検討し，結論を導き出す．

〈留意点〉
- 結論や提言を示すときには，その根拠となった結果を必ず明記する
- 結果から引き出される結論や提言は，調査対象に対してしか成立しない．過度に一般化してはならない
- 予期しなかった事実などが発見された場合，その原因を探る
- 事実と解釈を区別する

3．廃棄率調査

《目的》

廃棄量は食品の品種や品質，季節，調理法，使用する道具，技術レベルなどによって変化する．一般に食品材料を発注するとき，廃棄率は食品成分表に記載されている数値を用いるが，大量調理では食品成分表に示されている廃棄率と異なることが多い．そこで使用頻度が高い食品については，各施設の廃棄量を調査して記録し，独自の廃棄率表を作ることが望ましい．p. 45 に一例を示す．

《方法》

表Ⅲ-7 に廃棄率調査用紙の一例を示す．

表Ⅲ-7　廃棄率調査用紙（例）

年　月　日（　　）　　　　　班名　　　　栄養士名

食品名	発注量 kg	検収量 kg	廃棄量 kg	純使用量 kg	廃棄率 %	成分表廃棄率	比較	備考
にんじん	1	1.04	0.14	0.9	13	3	+10%	
さつまいも	3.5	3.7	0.27	3.43	8	2	+6%	

廃棄率(%)＝廃棄量／検収量×100

《評価》

成分表の値と比較して，ほぼ同じ値であれば問題はないが，差がある場合は，実測によって調査した値を用いることが望ましい．

4．衛生検査

　大量調理では，安全に，衛生的に食事を提供しなければならない．衛生管理はその点において重要である．定期的もしくは随時に，調理員の衛生状態や調理過程，設備などを点検・確認し，衛生管理を徹底させるように努める．調理室内で行える検査を通して，調理員の衛生意識を高めるための教育の資料とする（なお詳しい検査方法は『食品衛生検査法注解』を参考にするとよい）．

1）　食器の衛生検査
《目的》
　給食では多量の食器洗浄をする作業があるが，それが大きな負担になるため，自動食器洗浄機を使用する施設が多い．
　ところが，食器類の多様性から洗浄不十分のため残留物が付着していたり，すすぎが不十分で中性洗剤の残留が懸念されたりする．調理室内で，簡単に，短時間で判定できる試験法で，主な汚れや中性洗剤の残留について調査し，食器の効果的な洗浄法を検討する．
《方法》
⑴　でんぷん性残留物の検査（ヨウ素でんぷん反応）
［試薬］0.1 N ヨウ素溶液または局方ヨードチンキ
［操作］検査食器の中に 0.1 N ヨウ素溶液を適量（検査食器の大きさによって違うが，約 15 ml 位）を入れ，内面全体に行き渡らせる．食器の外にも塗布する．液をスプレーしてもよい．次に，軽く水洗する．
［判定］青紫色を呈している部分があれば，でんぷん性残留物が付着している．
⑵　脂肪性残留物の検査
［試薬］0.1％ クルクミンアルコール溶液
［操作］検査食器の中に 0.1％ クルクミンアルコール溶液を適量入れ，食器全体に行き渡らせる．軽く水洗する．
［判定］赤黄色や橙色を呈している部分があれば，脂肪性の残留物が付着している．
　　　　着色食器では判定しにくいので，濾紙で軽くこすると着色するかどうかで判定する．
　　　　暗い所で紫外線（3,660 Å）を照射すると，黄緑色ないし緑色の蛍光を発するので，識別できる．
⑶　たんぱく質性残留物の検査
［試薬］0.2％ ニンヒドリンブタノール溶液
［操作］検査食器に 0.2％ ニンヒドリンブタノール溶液を適量入れ，食器全体に行き渡らせる．この溶液を磁性蒸発皿に移す．沸騰水浴上で完全に溶液を蒸発させる．
［判定］磁性蒸発皿の底が赤紫色〜青紫色に呈すると，たんぱく性の残留物を認める．
⑷　残留中性洗剤の検査（メチレンブルー法）
［試薬］メチレンブルー溶液，クロロホルム
［操作］検査容器の中に，60℃に加熱した蒸留水を約 10 ml 加え，容器の内側全体に行き渡

らせる．十分に内面が洗えたら，この液の5mlを共栓試験管にとる．この中にメチレンブルー溶液を5ml入れ，よく混ぜる．これにクロロホルム5mlを加える．栓をして激しく30秒震とうする．別の試験管に蒸留水を入れ，同様の操作を行う．白色の背景で静置して，分層した下層のクロロホルム層の色を観察する．

[判定] クロロホルム層が対照の蒸留水よりも青色を呈すると，中性洗剤が残留していると考える．

《評価》

結果をもとに，下記の項目について考察してみる．

① 残留の状態はどうであったか．浸漬時間，浸漬温度，洗浄剤，洗浄道具などについて検討し，食器洗浄法の改善を試みる．

② 中性洗剤の残留については，使用基準濃度を守っているかを確認し，すすぎの仕方について検討し改善する．

(5) ホルムアルデヒドの溶出について

《目的》

大量調理では，プラスチック食器を使用しているところが多い．衛生試験に合格し，正しい品質表示のあるものを使用することはもちろんであるが，食器の中にはホルマリンなどの溶出がみられるもの（フェノール樹脂，ユリア樹脂，メラミン樹脂）があるので，表面が摩耗した古い食器や，損傷を生じた食器は検査して，陽性反応が出た場合は，使用を中止しなければならない．

《方法》

① 試験溶液の調製

ⅰ 皿，椀，コップを水でよく洗った後，60℃の4%酢酸を食器に満たし，時計皿で覆い，恒温器中で温度を保ちながら，ときどきかき混ぜて一定時間放置した後，浸出液をビーカーに移し，試験溶液とする．

ⅱ 箸，スプーン，その他の器具については，食品と接する部分の表面積1 cm^{2}当たり2 mlの割合で4%酢酸を取り，あらかじめ60℃の温度に加熱した後，試料を浸し，時計皿で覆い，恒温器中で温度を保ちながら，ときどきかき混ぜて，一定時間放置して得たものを試験溶液とする．

② アセチルアセトンによる定性法

[試薬] アセチルアセトン溶液

[操作] ①の試験溶液5mlにアセチルアセトン溶液5mlを加えて混和し，沸騰水浴中で約10分間加熱する．このときの呈色（黄色）と，別に水5mlについて同様に操作して得た溶液（対照試験）の呈色とを比較する（検出限度は0.5 μg/ml）．

[判定] ホルムアルデヒドを含む場合は，対照のものより強く呈色する．

《評価》

反応が出た場合は，その食器の使用を中止する．

2) 手指の衛生検査

汚染の伝播は手指を介して起こることから，正しい手洗いの方法が実施されているかを調べることは，衛生指導において重要である．手洗い前，消毒後の条件を変えて実施し，問題点があれば洗浄法の改善を行う．

❶ 手洗い検査

食品衛生の基本として手洗いの技術は重要である．「手洗いに始まって手洗いに終わる」とよく表現される．手指の衛生管理は感染を防ぐ上で非常に重要であることは，今や常識となっている．手洗い検査器は，栄養士・看護師・介護士等の衛生的手洗い方法をトレーニングするために多く用いられている．

検査方法は，蛍光塗料を含む専用ローションとブラックライトを用いて，汚れの洗い残しを確認する．専用ローションを手についた汚れに見立てて塗り，手洗い後ブラックライトの下に手をかざすと洗い残しが光り，適切な手洗いができているかどうかを確認できる（図Ⅲ-2）．

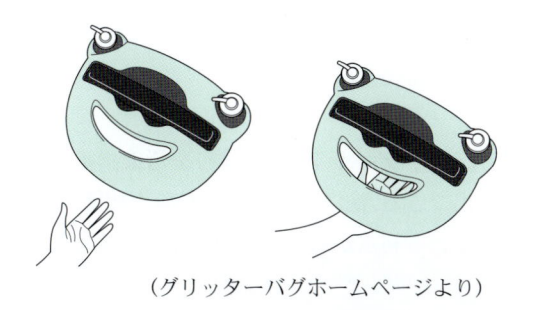

（グリッターバグホームページより） 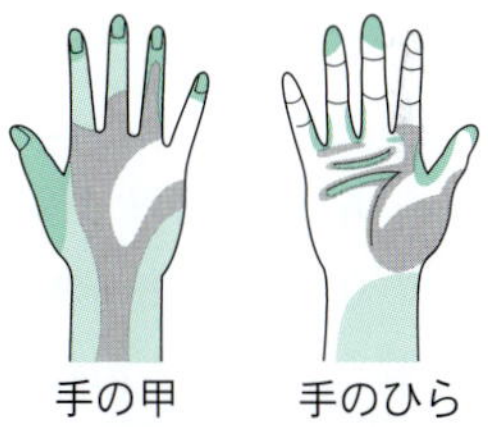　　手洗いが不十分になりやすい箇所（サラヤホームページより）

図Ⅲ-2　手洗い検査器

❷ フードスタンプ法

食品および環境の衛生検査対象に培地面を押し付けて培養するだけのスタンプ培地を用いて，手指・皮膚などの細菌数を測定する簡易な方法である．検査の目的にあわせて培地を選択する．

《培地の種類》

標準寒天培地（生菌数），デゾキシコレート寒天培地（大腸菌群），TGSE 寒天培地（黄色ブドウ球菌）など

《方法》

① フードスタンプの蓋をとり，検体の表面に培地面を軽く押し付ける．操作が終了したら，素早くフードスタンプの蓋を閉める．
② 蓋の部分に検査年月日・検体名など必要事項を記入する．
③ 37℃にセットした培養器に入れて 24 時間培養する．
④ 培地面に発育したすべてのコロニー（集落）の数を数える．フードスタンプの培地面の面積は 10 cm^2 である．使用済みの培地は滅菌処理して廃棄する．

《判定》

培地の違いによって次のように判定する．

表Ⅲ-8 集落数による清潔度の判定基準

集落数	判定基準	記号	清潔度
0個	清　潔	－	◎
1〜9個	ごくわずかに汚染	⊥	◎
10〜29個	軽度に汚染	＋	○
30〜99個	中等度に汚染	‖	△
100個以上	重度に汚染	‖‖	×

① 標準寒天培地の場合の判定（表Ⅲ-8）
② デゾキシコレート寒天培地，TGSE 寒天培地の場合の判定
　陰性（－，0）と陽性（＋，1＜）で判定し，陽性は要注意とする．

3）清浄度検査

食品製造現場での事故は，多くの場合二次汚染事故であるといわれている．このような事故を防ぐために，清浄度検査は非常に重要となる．

ATP ふき取り検査

生物のエネルギー源である ATP（アデノシン三リン酸）を汚染指標として利用し，微生物だけでなく汚れそのものを検出できる．洗浄後の清浄度や衛生状態の判断を迅速に行え，改善措置の対策を講じることができる利点がある．簡便性や客観的記録，標準化・規格化が容易となる．

5．乾物の吸水調査（もどし率）

《目的》
　乾物類の味つけの基準は，もどした状態での重量に対してであるから，乾物の重量増加（もどし率）や吸水時間を知ることは，献立作成や作業管理上において必要となる．大量調理における実際のもどし率を知り，ムダのない分量や能率的な作業を行うために調査する．

《方法》
[試料] 実習当日に使用する乾物
[器具] ボウル，温度計，ストップウォッチ，ザル，秤
[操作] ① 試料の重量をはかる．
　　　② 試料をボウルに入れ，十分浸かる水に漬ける．
　　　③ 乾物がもどったら，ザルで水を切り，重量をはかる．
[結果] 実習で使用した時に表に記入し，その施設で実際に使用している食品のもどし率や時間を求める（表Ⅲ-9）．

《評価》
　主な食品の重量増加を表Ⅱ-1-30（p.27）に示したが，実際の数値と比較し，その施設でのもどし率の試料とし，もどし方の標準化をはかる．

表Ⅲ-9 乾物の吸水調査例

食品名：乾燥わかめ【鳴門産（○○海産製，1袋400 g入），購入先：○○乾物店】

実習日 (年月日)	気温 (℃)	使用量 (g, kg)	もどした後の 重量 (g, kg)	もどした後の 倍率 (倍)	水温 (℃)	もどし時間 (分)	水切り方法	水切り時間 (分)	調理方法	もどしの適否
4.25	23	60 g	610 g	10.2	18	8	ザルで水切り	5	スープの具	適当
6.6	26	130 g	1.43 kg	11.0	20	30	ザルで水切り	5	酢のもの	もどしすぎ 水分多い
9.19	25	120 g	1.26 kg	10.5	21	10	ザルで水切り	15	和えもの	適当

6．揚げ物の吸油率と揚げ衣の割合調査

《目的》

　揚げ物は，揚げると食品から水分が蒸発し，水と交代して油が食品に吸収される．

　衣の種類により吸油率が違うので，その吸油率の実際を知るために調査をする．合わせて，衣に使用する食品の割合を知る．

《方法》

[試料] 実習当日に，揚げ物に使用する食品，揚げ油

[器具] フライヤー，揚げ物用温度計，揚げ物道具一式，秤

[操作] ① 揚げ物の吸油率調査
　　ⅰ オイル缶ごと油の重量をはかる．
　　ⅱ フライヤーに油を移し入れ，温度を適温にセットし保つ．
　　ⅲ 油の中に食品を入れ，中心温度が85℃以上になり，表面も適当な色になったら取り出す．
　　ⅳ 試料を揚げ終わったら，油をフライヤーからオイル缶に移し，重量をはかる．

　② 揚げ衣の割合調査
　　ⅰ 試料の重量をはかる
　　ⅱ 衣の重量をはかる．
　　ⅲ 試料に衣をつけ，揚げる．
　　ⅳ 残った衣の重量をはかる．

[結果] 次の式に当てはめて，吸油率と揚げ衣の割合を算出する（表Ⅲ-10）．

$$\text{食品の吸油率} = \frac{(\text{揚げる前の油とオイル缶の重量} - \text{揚げた後の油とオイル缶の重量})}{\text{試料の重量}} \times 100$$

$$\text{揚げ衣の割合} = \frac{(\text{出庫した衣の重量} - \text{残った衣の重量})}{\text{試料の重量}} \times 100$$

表Ⅲ-10 揚げ物の吸油率と揚げ衣の割合調査例

試料	油の温度 (℃)	揚げる前の油と オイル缶の重量 (kg)	揚げた後の油と オイル缶の重量 (kg)	試料の重量 (g, kg)	出庫した衣の重量 (g, kg)	残った衣の重量 (g, kg)
あじフライ	180	22.3	21.0	6.5 kg	780 g	65 g

《評価》

炒め物の油の量と揚げ油の吸収率を表Ⅱ-1-29(p.27)に示したが，実際の数値と比較し，その施設での吸油率の試料とする．

7. 価格調査

　給食運営を効率よく行うためには，給食に要する諸経費の実態を計数的に把握し，目的に応じて分類，集計，分析を行うなど，原価意識をもつことが重要である．

　給食費とは，①材料費だけでなく，②労務費，③経費など，給食を実施するために必要な一切の費用が含まれる．

① 材料費……給食を作るために必要な食品材料購入のための費用で，各給食施設により異なるが，通常50％前後が見込まれる．
② 労務費……人件費のことで，給料，時間外手当，家族手当，賞与などが含まれる．
③ 経費………材料費，労務費以外のもので，電気・ガス・水道料金，租税，保険料，減価償却費などである．

1) 学内実習における価格調査

《目的》

　学内実習では，材料費のみの分析となるが，材料費の中の食品群別価格の分類，主食，副食別の価格分類，また，年間の食品価格変動などを調査集計して，価格の現状を知り，参考資料にする．

《方法》

　過去の実習の食品群別購入簿より価格を集計したり，新聞の食品市況欄(表Ⅲ-11)を資料として集計分類する．

《結果》

　表Ⅲ-12，図Ⅲ-3のように，グラフや表にまとめる．

《評価》

　結果より，食材料原価や食品の価格変動を知り，以後の献立作成に反映させる．

表Ⅲ-11　生鮮食品の市場欄

表Ⅲ-12 1年間の購入実績よりの食品群別単価算出表

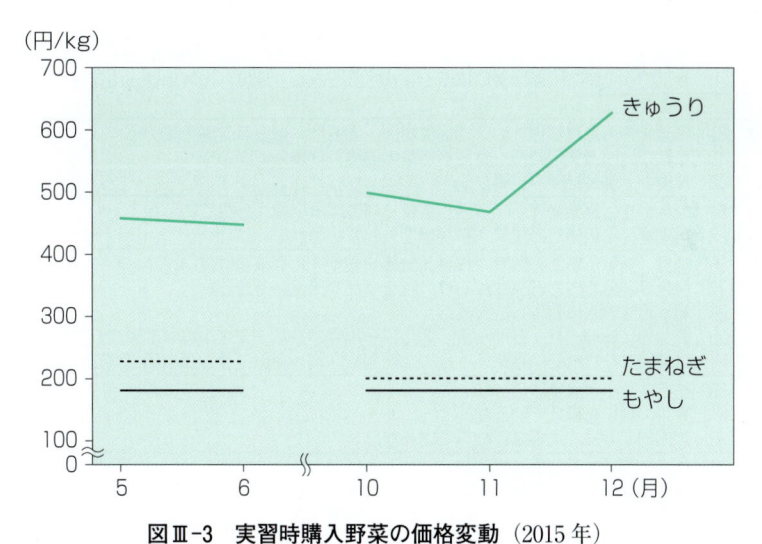

食品群		1年間の使用重量 kg	1年間の使用価格 円	使用量単価 円／1kg	可食量単価 円／100g	廃棄率%	食品構成価格 g	円	%
穀類	米	335.8	147,752	440	44		80	36	12
	その他	19.8	5,365	271	27		20	5	
いも類		161.3	66,940	415	49	15	20	10	3
砂糖類		40.4	8,772	217	22		8	2	1
油脂類		136.8	44,549	326	33		9	3	1
豆類		120.9	49,569	410	41		30	13	4
魚介類		168.3	286,820	1,704	201	15	25	50	14
肉類		147.7	226,424	1,533	154		25	39	11
卵類		74.5	35,760	480	57	15	15	9	2
乳類		102.8	50,886	495	50		5	3	1
緑黄色野菜類		345.5	212,483	615	73	15	40	30	8
その他の野菜類		494.0	402,610	815	96	15	75	72	21
果実類		178.5	102,281	573	82	30	50	41	12
海藻類		4.6	23,018	5,004	500		2	10	3
調味料・嗜好品			92,950				1食当たり	26	7
							合計	349	100

図Ⅲ-3 実習時購入野菜の価格変動（2015年）

> **資料15　学校給食点検票**
>
> 　「学校給食衛生管理の基準」として，平成21年4月1日施行，文部科学省スポーツ・青少年局より通知の定期および日常の衛生検査票の一部を**表Ⅲ-13〜15**に示す．
> ① 学校給食設備等の衛生管理定期検査票
> ② 学校給食用食品の検収・保管等定期検査票
> ③ 調理過程の定期検査票

表Ⅲ-13 学校給食設備等の衛生管理定期検査票

検査年月日　　　　　　　　　年　　　月　　　日（　　）
学校（調理場）名
給食従事者：栄養教諭等　　　　　名，調理員　　　　名
定期検査票作成者（職・氏名）
給食対象人員　　　　　　　　　人　　　　　　　　　　　　　　　　　　　校長印

区分	No.	点検項目	評価
調理室の整理整頓等	1	調理室には，調理作業に不必要な物品等を置いていないか．	A・B・C
	2	調理室の温度と湿度が適切に保たれ，毎日記録・保存されているか．	A・B・C
調理機器・器具とその保管状況	3	調理作業に合った動線となるよう機械・機器の配置は配慮されているか．	A・B・C
	4	移動性の器具・容器のために保管設備が設けられているか．	A・B・C
	5	食肉類，魚介類，野菜類等の調理のため，それぞれ専用の器具等を備えているか．また，下処理用，調理用等調理の過程ごとに区別されているか．	A・B・C
	6	釜，焼き物機，揚げもの機，球根皮むき機，野菜裁断機，冷却機や包丁等の調理機器・器具は，保守に容易な材質と構造で，常に清潔に保たれているか．また，食数に適した大きさと数量を備えているか．	A・B・C
	7	食器具，容器や調理用器具の洗浄は，適切な方法で行われ，洗浄後の食器から残留物は検出されていないか．	A・B・C
	8	食器具，容器や調理用器具の損傷は確認され，乾燥状態で保管されているか．	A・B・C
	9	分解できる調理機械・機器は使用後に分解し洗浄・消毒，乾燥されているか．	A・B・C
給水設備	10	給水給湯設備は，必要な数が便利な位置にあるか．	A・B・C
	11	給水栓は，肘等で操作できる構造となっているか．	A・B・C
共同調理場	12	共同調理場には，調理後2時間以内に給食できるよう配送車が必要台数確保されているか．	A・B・C
シンク	13	シンクは食数に応じて，ゆとりのある大きさ，深さであるか．	A・B・C
	14	下処理室におけるシンクは，用途別に設備され，三槽式であるか．	A・B・C
	15	シンクは食品用と器具等の洗浄用を共用していないか．	A・B・C
	16	排水口は飛散しない構造か．	A・B・C
冷蔵庫・冷凍庫・食品の保管室	17	冷蔵庫や冷凍庫は，食数に応じた広さがあるか．また，原材料用と調理用が別に整備されているか．	A・B・C
	18	冷蔵庫の内部は常に清潔で整頓されており，庫内温度は適正に管理され，記録・保存されているか．	A・B・C
	19	冷凍庫の内部は常に清潔で整頓されており，庫内温度は適正に管理され，記録・保存されているか．	A・B・C
	20	食品の保管室の内部は常に清潔で整頓されており，温度，湿度は適正に管理され，記録・保存されているか．	A・B・C
温度計・湿度計	21	調理場内の温度管理ため，適切な場所に温度計・湿度計を備えているか．	A・B・C
	22	冷蔵庫，冷凍庫の内部，食器消毒庫の温度計は備えているか．	A・B・C
	23	温度計・湿度計は，正確か．	A・B・C
廃棄物容器等	24	ふた付きの廃棄物専用の容器が廃棄物保管場所に備えられているか．	A・B・C
	25	調理場にふた付きの残菜入れが備えられているか．	A・B・C
給食従事者の手洗い・消毒施設	26	位置（前室，便所の個室，作業区分毎，食堂等）や構造は良いか．	A・B・C
	27	肘まで洗える広さと深さがあり，指を使わず給水ができるか．	A・B・C
	28	給水栓は温水に対応した方式か．	A・B・C
	29	衛生的に管理され，石けん液，アルコールやペーパータオル等は常備されているか．また，布タオルの使用はなされていないか．さらに，前室には個人用爪ブラシが常備されているか．	A・B・C
便所	30	防そ，防虫の設備は良いか．	A・B・C
	31	専用の履物を備えているか．	A・B・C
	32	定期的に清掃，消毒は行われているか．	A・B・C
採光・照明・通気	33	作業上適当な明るさはあるか．	A・B・C
	34	自然換気の場合，側窓，天窓等による通風は良好であり，虫が入らないか．	A・B・C
	35	人工換気の場合，換気扇の位置，数量，容量は適当で十分に換気されており，破損はないか．	A・B・C
	36	夏季には直接日光がささないか．	A・B・C
防そ・防虫	37	防そ，防虫の設備は設けられているか．破損はないか．	A・B・C
	38	月1回の点検や駆除を定期的に行い，その結果が記録・保存されているか．	A・B・C
天井・床	39	天井に水滴や黒かびの発生が見られないか．	A・B・C
	40	床に破損箇所はないか．	A・B・C
清掃用具	41	整理整頓され，保管の状況は良いか．	A・B・C
	42	汚染作業区域と非汚染作業区域の共用がされていないか．	A・B・C
日常点検	43	日常点検は確実に行われており，記録は保存されているか．	A・B・C

評価の基準　A：良好なもの，B：普通，C：改善を要するもの
特に指導した事項
直ちに改善を要する事項
その他気が付いた点で，措置を必要とする事項

表Ⅲ-14　学校給食用食品の検収・保管等定期検査票

検査年月日　　　　　　　年　　　月　　　日（　　）
学校（調理場）名
給食従事者：栄養教諭等　　　　　名，調理員　　　　名
定期検査票作成者（職・氏名）
給食対象人員　　　　　　　　　　人

　　　　　　　　　　　　　　　　　　　　　　　　　　　　校長印

区分	No.	点検項目	評価
検収・保管等	1	検収に検収責任者が立ち会っているか．	A・B・C
	2	食品の情報を適切に点検し，記録・保存しているか．	A・B・C
	3	食肉類，魚介類等生鮮食品は，一回で使いきる量を購入しているか．	A・B・C
	4	納入業者を下処理室や調理室に立ち入らせていないか．	A・B・C
	5	食品は検収室で専用の容器に移し替え，衛生的に保管しているか．	A・B・C
	6	検収室では 60 cm 以上の置台を使用しているか．	A・B・C
	7	「学校給食用食品の原材料，製品等の保存基準」に従い，保管されているか．	A・B・C
	8	牛乳は，専用の保冷庫等により温度管理が行われているか．	A・B・C
	9	泥付きの根菜類等の処理は，検収室で行っているか．	A・B・C
使用水	10	色，濁り，臭い，味に問題はないか．	A・B・C
	11	遊離残留塩素は 0.1 mg/L 以上あるか．	A・B・C
	12	使用不適水があった場合には，保存食用の冷凍庫に保存がなされているか．	A・B・C
	13	貯水槽がある場合には，年1回以上清掃されているか．また，その記録が保存されているか．	A・B・C
検食・保存食	14	検食は責任者を定め，摂食開始 30 分前までに確実に行われており，検食を行った時間，検食結果が記録・保存されているか．	A・B・C
	15	保存食の採取は食品ごと（製造年月日，ロット等が異なる場合には，それぞれ）に確実に行われており，保存状態は良いか．また，廃棄日時が記録・保存されているか．	A・B・C
	16	共同調理場の受配校に直接搬入された食品は，業者ごと（ロット等が異なる場合には，それぞれ）に共同調理場で保存されているか．	A・B・C
	17	展示食を保存食と兼用していないか．	A・B・C
日常点検	18	日常点検は確実に行われており，記録は保存されているか．	A・B・C

評価の基準　A：良好なもの，B：普通，C：改善を要するもの
特に指導した事項
直ちに改善を要する事項
その他気がついた点で，措置を必要とする事項

表Ⅲ-15　調理過程の定期検査票

検査年月日　　　　　　　　年　　月　　日（　）
学校（調理場）名
給食従事者：栄養教諭等　　　　名，調理員　　　　名
定期検査票作成者（職・氏名）
給食対象人員　　　　　　　　　人

区分	No.	検査項目	評価
献立作成	1	献立は，施設・人員の能力に対応し，作業工程や作業動線に配慮したものであるか．	A・B・C
	2	高温多湿の時期は，なまもの，和えもの等について配慮したものか．	A・B・C
	3	地域の感染症，食中毒の発生状況に配慮したものか．	A・B・C
	4	献立作成委員会を設ける等により栄養教諭等，保護者その他の関係者の意見を尊重したものか．	A・B・C
食品の購入	5	食品選定委員会を設ける等により栄養教諭等，保護者の意見を尊重したものか．	A・B・C
	6	食品の製造を委託する業者は，衛生上信用のおける業者を選定しているか．	A・B・C
	7	衛生上信用のおける食品納入業者を選定しているか．	A・B・C
	8	食品納入業者の衛生管理の取組を促し，必要に応じて衛生管理状況を確認しているか．	A・B・C
	9	原材料，加工食品について，微生物検査や理化学検査の結果，生産履歴等を提供させているか．また，その記録は保存しているか．さらに，検査の結果，原材料として不適と判断した場合には適切な措置を講じているか．	A・B・C
食品の選定	10	食品は，鮮度の良い衛生的なものを選定しているか．	A・B・C
	11	有害な食品添加物を使用している食品や使用原材料が不明な食品等を使用していないか．	A・B・C
	12	地域の感染症，食中毒の発生状況を考慮しているか．	A・B・C
調理過程	13	前日調理を行っていないか．	A・B・C
	14	加熱処理を適切に行い，その温度と時間が記録・保存されているか．	A・B・C
	15	中心温度計は，正確か．	A・B・C
	16	生野菜の使用については，設置者が適切に判断しているか．また，使用の際は，流水で十分洗浄するなど衛生的な取扱いを行っているか．	A・B・C
	17	料理の混ぜ合わせ，配食，盛りつけは，清潔な場所で清潔な器具を使用し，直接手を触れないで調理しているか．	A・B・C
	18	和えもの，サラダ等は，調理後速やかに冷却するなど適切な温度管理を行っているか．また，水で冷却する場合は，遊離残留塩素が 0.1 mg/L 以上であるかを確認し，その結果と時間が記録・保存されているか．	A・B・C
	19	和えもの，サラダ等は，調理終了時に温度と時間を確認し，その記録が保存されているか．	A・B・C
	20	マヨネーズは作成していないか．	A・B・C
	21	缶詰を使用する際には，缶の状態に注意しているか．	A・B・C
二次汚染の防止	22	調理作業工程表，作業動線図を作成するとともに，作業前に確認しているか．	A・B・C
	23	器具や容器は，60 cm 以上の置台の上に置いているか．	A・B・C
	24	食肉，魚介類や卵は，それぞれ専用の容器等を使用しているか．	A・B・C
	25	調理員に対して，包丁やまな板の食品や処理別の使い分け等の汚染防止の指導を行っているか．	A・B・C
	26	下処理後の加熱を行わない食品や加熱後冷却する必要のある食品の保管に，原材料用冷蔵庫を使用していないか．	A・B・C
	27	加熱調理後食品の一時保存はふたをするなど適切に行っているか．	A・B・C
	28	調理終了後の食品を素手でさわっていないか．	A・B・C
	29	調理作業中にふきんは使用していないか．	A・B・C
	30	エプロン，履物等は，作業区分毎に使い分けているか．また，保管や洗浄等も区分して実施しているか．	A・B・C
食品の温度管理	31	調理作業時の室内の温度，湿度を確認し，その記録が保存されているか．	A・B・C
	32	冷蔵保管・冷凍保管する必要のある食品が常温放置されていないか．	A・B・C
	33	加熱処理を冷却する必要のある食品は，適切な温度管理を行い，加熱終了時，冷却開始時，冷却終了時の温度と時間が，記録・保存されているか．	A・B・C
	34	配食や配送時の温度管理は適切に行われているか．	A・B・C
	35	調理後の食品は適切に温度管理されているか．また，配食の時間は記録・保存されているか．	A・B・C
	36	共同調理場においては，調理場搬出時，受配校搬入時の時間を毎日，温度を定期的に記録し，その記録が保存されているか．	A・B・C
	37	加熱食品にトッピングする非加熱調理食品は，衛生的に保管し，給食までの時間を可能な限り短縮しているか．	A・B・C
廃棄物処理	38	廃棄物は，分別し，衛生的に処理されているか．	A・B・C
	39	廃棄物は，汚臭，汚液がもれないよう管理されているか．また，廃棄物用の容器は，清掃されているか．	A・B・C
	40	返却された残菜は，非汚染作業区域に持ち込んでいないか．	A・B・C
	41	廃棄物は，作業区域に放置されていないか．	A・B・C
	42	廃棄物の保管場所は，清掃されているか．	A・B・C
配送・配食	43	共同調理場においては，運搬途中の塵埃等による汚染を防止しているか．	A・B・C
	44	食品の運搬に当たっては，ふたをしているか．	A・B・C
	45	パンや牛乳の容器の汚染に注意しているか．	A・B・C
	46	給食当番等について，毎日，健康状態と服装を確認しているか．また，手洗いがされているか．	A・B・C
残品	47	残品は，翌日等に繰り越して使用していないか．	A・B・C
日常点検	48	日常点検は確実に行われており，記録は保存されているか．	A・B・C

評価の基準　A：良好なもの，B：普通，C：改善を要するもの
特に指導した事項
直ちに改善を要する事項
その他気が付いた点で，措置を必要とする事項

Ⅳ 給食経営管理演習

　給食の経営管理は，企業体としての給食施設が，与えられた経営条件のもとで，効率的に運営を行うため，管理・統制することである．そのためには，栄養・食事管理，食材料管理，品質管理，施設・設備管理，衛生・安全管理，原価管理などを総合して管理することが必要である．そこで，ここでは，原価管理に関連する項目について演習を行う．

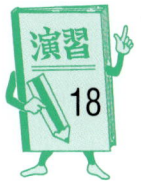

演習 18　販売価格の試算をしてみましょう．

　学内給食実習で行った献立の1食あたりの平均食材料費より，次の運営条件を想定して製造原価を求め，事業所給食を運営する場合，販売価格をいくらに設定すればよいか試算してみましょう（小数点以下は切り上げて整数で求める）．

① 営業日数：20日／月
② 食数：定食　1,000食／日
③ 売れ残り率：3%
④ 1食あたりの直接材料費：（　　　　　円）
⑤ 月間間接材料費：総額 200,000 円
⑥ 労務費：責任者（管理栄養士）月給 395,000 円
　　　　　調理員6人（時間給800円，作業時間6時間／日）
⑦ 経費総額：2,000,000 円
⑧ 利益率：製造原価の 20%

〈手順〉
1. 月間予定製造数を求める
2. 月間直接材料費を求める
3. 調理関係者の労務費総額を求める
4. 製造原価を求める

　　製造原価＝｛(月間直接材料費＋月間間接材料費＋労務費＋その他経費)
　　　　　　　　　　　　　　　　　　×(1＋残数率)｝÷製造数

　　残数率＝設定する残数％÷100

5. 販売原価を決定する

　　販売価格＝｛製造原価×(1＋利益率)｝×(1＋消費税率)

　　利益率＝設定する利益率％÷100
　　消費税率＝国の指定する消費税率％÷100

販売価格の試算

①	月間予定製造数	
②	月間直接材料費	
③	月間間接材料費	200,000 円
④	労務費　責任者 (管理栄養士) 　　　　調理員 　　　　労務費合計	
⑤	経費総額	2,000,000 円
⑥	製造原価	
⑦	販売価格	

例：1 食平均食材料費は 280 円で試算した場合，販売価格は約 560 円となる．

資料 16　原価の分類

[要素による分類]
　製品の製造には，その過程において，さまざまな材料，労働力，設備などを使用し，その成果として製品が生み出される．

[直接費と間接費]
1．材料費：給食の調理に直接必要な原材料費
　① 直接材料費：穀類，魚介類，肉類，野菜類，その他いろいろな食材料費
　② 間接材料費：アルミカップ，竹串，その他調理，盛りつけ段階で必要な食品以外の給食に間接的に要する材料費
2．労務費：給食の調理作業に携わる調理関係者の給料・賃金
　① 直接労務費：直接調理を担当する栄養士，調理師，調理員などの給料・賃金
　② 間接労務費：食事配送，使用済み食器類の回収・洗浄を担当する者の給料・賃金
3．経費：給食の調理に関係する材料費，労務費以外の費用
　① 直接経費：光熱水費，食器洗浄剤，消毒薬剤，ラップ，ふきんなどの調理時に直接使用する消耗品類の費用
　② 間接経費：調理関係者の検便検査・健康診断用健康管理費，手洗い消毒用の洗剤や消毒剤，調理場内の清掃用具，調理関係の小型消耗器具類の費用
　③ その他経費：事務費，施設設備維持費，減価償却費などの費用

IV 給食経営管理演習

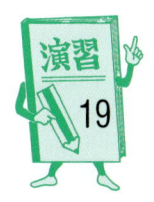

演習 19 各施設における食材料費の ABC 分析表を作って考察してみましょう．

1．学内給食実習で使用した食材料について，食品群別購入簿から食品群別に使用金額を求め占有比率を算出する．

2．累積構成比率を求め A グループ，B グループ，C グループに分類する．

3．A グループの食品群について，どのようなことに重点を置き管理していけばよいかを考察してみましょう．

食品群別使用金額集計表

食品群番号	食品群名	使用量(kg)	使用金額(円)	占有比率(%)
1	穀類			
2	いも類			
3	砂糖類			
4	油脂類・種実類			
5	豆類			
6	魚介類			
7	肉類			
8	卵類			
9	乳類			
10	緑黄色野菜			
11	その他の野菜類			
12	果実類			
13	海藻類			
14	調味料類			
	合　計			100.0

累積構成比率

食品群番号	食品群名	使用量(kg)	使用金額(円)	占有比率(%)	累積構成比率(%)
	合　計			100.0	

資料17　ABC 分析

　ABC 分析とは，調査する対象を分析して，ABC の 3 種類に分類し，調査対象の貢献度を把握するための計数技法である．経営のあらゆる面で活用できる有力な管理手法の一つで品質管理や在庫管理，販売管理，人事管理などに用いられる．

　給食における経営管理では料理別売上高分析，食材料の原価分析，メニュー分析などに用いられる．値の大きな項目から順に並べ，大きな値から累積し，その累積値が指定の値になったところでグループ分けを行う．A グループを最重点として管理していこうというものである．A グループを重点的にフォローすれば，限られた経営で最大の効果を上げられることになる．パレート図を用いて表現することが多い．この ABC 分析がよく使われる理由は，効果がすぐに期待できること，誰にでも簡単にできること，幅広い分野に活用できること，結果をグラフなどで表しやすいなどである．

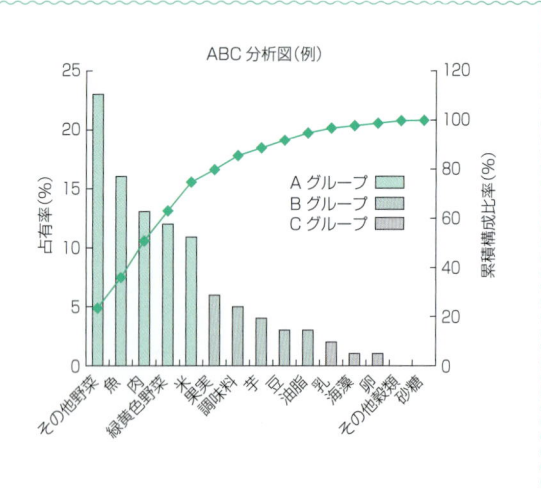

IV 給食経営管理演習

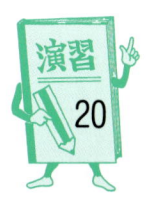

演習 20

病院給食の収支を試算し，損益分岐点を算出してみましょう．
また，損益分岐図を作成してみましょう．

試算の条件は次のとおりである（各表の空白部分の金額を計算する）．
1．ベッド数 205 床の病院で稼働率 90％と考える．
2．食材料費は 1 日 780 円（朝 200 円　昼 290 円　夕 290 円）とする．
3．収入内訳表

1カ月の給食状況	単価	1カ月の延べ食数・人数／月	金　額
入院時食事療養費Ⅰ[*1]	640	17,480	
特別食加算[*2]	76	13,102	
食堂加算	50	2,827	
小　計			
栄養管理実施加算	120	5,928	
栄養食事指導料（個人）	1,300	2,812	
集団栄養食事指導料	800	43	
在宅患者訪問栄養食事指導料	5,300	10	
小　計			
総　合　計			

[*1] 1日3食（1食640円）
[*2] 1日3食（1食76円）

4．人件費内訳表（月額）

	職　種	時間	人数	時給/日給	月間時間	給　与	各種引当金	交通費	合　計
常勤	管理栄養士	8.0	1		160	400,000	100,000	20,000	520,000
	管理栄養士	8.0	1		160	350,000	87,500	20,000	457,500
	調理長	8.0	1		160	340,000	85,000	20,000	445,000
	調理師	8.0	2		160	380,000	95,000	40,000	515,000
	調理師	8.0	1		160	235,000	58,750	20,000	313,750
	調理師	8.0	1		160	220,000	55,000	20,000	295,000
パート	調理師	8.0	1	9,750	160			20,000	
	栄養士	4.0	2	900	160			40,000	
	栄養士	8.0	1	900	160			20,000	
	調理補助	6.5	3	800	390			24,000	
	調理補助	5.5	1	750	110			8,000	
	調理補助	4.0	3	750	240			24,000	
	洗浄	4.0	5	750	400			40,000	
	合計		23					316,000	

1カ月20日勤務とする．各種引当金：常勤社員は給与の25％，パート社員8％

5．経費内訳表（月額）

内　容		金　額	内　訳
消耗品費	洗剤など		食器洗浄・消毒・漂白液など，1食平均@4.0
	その他		ラップ・ホイル・使い捨て手袋・ゴミ袋など，1食平均@2.5
衛生費	検便費		1,200円＊23名＊16回（6〜9月2回）/12
	被服費	27,500	1.5万円＊24名（予備費含む）
事務関係費		65,000	文具・用紙代・コンピュータ関係償却費・通信費他

6．その他経費

項　目		年関係費	月間費	備　考
一般管理費		13,800,000		施設費含む
光熱水費		14,400,000		
原価償却費	設備償却費／10年	4,500,000		減価償却期間10年 償却用利率5%
	食器・備品償却費／3年	6,000,000		減価償却期間3年 償却用利率3.5%
計				

7．収支計算表

収　入		支　出		
入院時食事療養費		給食材料費		
栄養食事指導費		経　費	光熱水費	
			消耗品費	
			衛生費	
			事務関係費	
		人件費		
		減価償却費		
		一般管理費		
合　計		合　計		

8．損益分岐点を求める

① 計算式により求める方法

支出の項目を固定費と変動費に分類して合計金額を算出し，次の式で計算する．

　　固定費：人件費・減価償却費・一般経費
　　変動費：給食材料費・経費

> 変動費率＝変動費÷売上高
> 損益分岐点＝固定費÷（1－変動費率）

② 損益分岐図により求める方法

〈作成手順〉

(1) 正方形を描く：この場合1目盛り1cmを100万円として，5目盛りで500万円，最大20目盛りで2,000万円として正方形を描く

(2) 固定費線を引く：売上高をX軸にとり，その点からY軸に平行する線を上方に引き，その点の延長上に固定費の点をとりA点とする．その位置でX軸に平行する線をY軸に接するまで引きその位置をB点とする．

(3) 変動費線を引く：(2)のA点から上方にY軸に平行線を延長し，変動費の位置をとり，C点とする．すなわちC点は固定費＋変動費の位置である．このC点の位置で固定費のAB線に平行する線を引く．

(4) 売上高線を引く：図の左下隅の0から右上隅までの対角線をひく．

(5) 総費用線を引く：B点とC点を直線で結ぶ延長線を引く．

(6) 損益分岐点が決まる：売上高線と総費用線の交点Dが損益分岐点である．

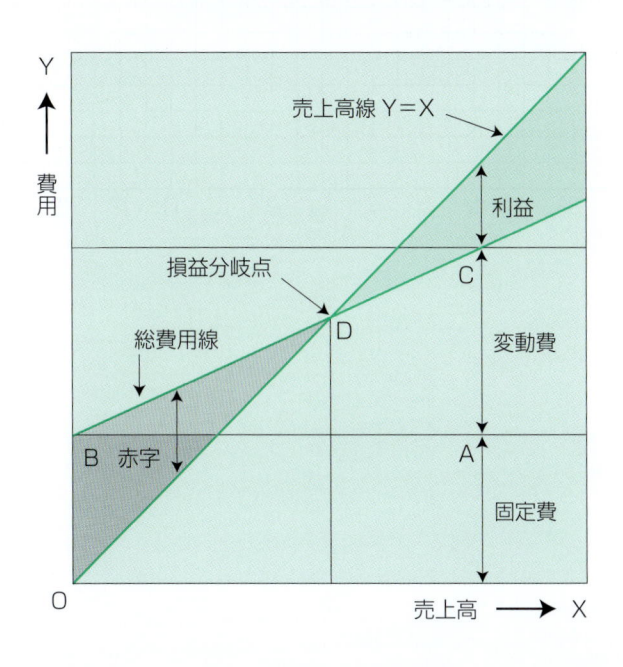

損益分岐図作成用紙

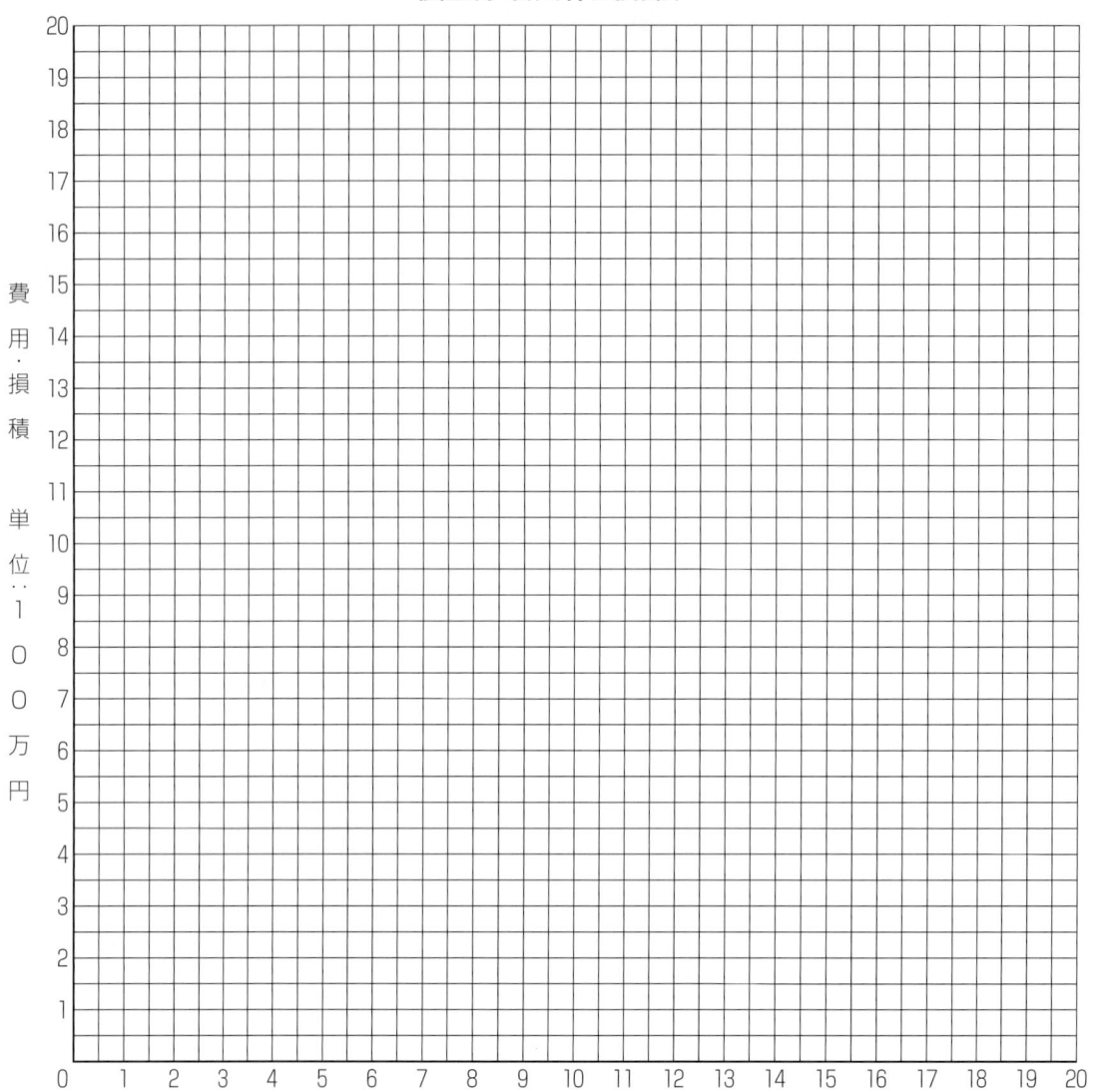

参 考 文 献

1. 日本栄養改善学会・監，鈴木公，木戸康博・編：日本人の食事摂取基準(2015年版)対応 第2巻 食事摂取基準 第2版 理論と活用，医歯薬出版，2015
2. 食事摂取基準の実践・運用を考える会・編：日本人の食事摂取基準(2015年版)の実践・運用 特定給食施設等における栄養・食事管理，第一出版，2015
3. 文部科学省科学技術・学術審議会資源調査分科会報告：日本食品標準成分表2015年版(七訂)，全国官報販売協同組合，2015
4. 医歯薬出版・編：日本食品成分表2015年版（七訂），医歯薬出版，2016
5. 日本食品衛生協会・編：目で見る食中毒発生状況・令和元年，食と健康．8，19-22，2020
6. 日本栄養士会・編：2015年度版管理栄養士・栄養士必携—データ・資料集，第一出版，2015
7. 韓順子，大中佳子：サクセス管理栄養士講座 給食経営管理論，第4版，第一出版，2015
8. 井上明美，木村友子，平光美津子・編著：五訂給食経営管理実習，みらい，2015
9. 日本給食経営管理学会・監：給食経営管理用語辞典，第一出版，2015
10. 松本仲子・監：調理のためのベーシックデータ 第4版，女子栄養大学出版部，2012
11. 太田和枝，石田裕美，松月弘恵・編：給食運営管理実習テキスト，第一出版，2011
12. 菱田明，佐々木敏・監：日本人の食事摂取基準2015年版，第一出版，2014
13. 吉村幸雄：エクセル栄養君 Ver 7.0，建帛社，2014
14. 鈴木久乃，太田和枝，定司哲夫・編著：給食マネジメント論，第一出版，2014
15. 由田克士，石田裕美・編著：PDCAサイクルと食事摂取基準による栄養管理・給食管理，建帛社，2013
16. 食品衛生研究会・監：食品衛生指導員ハンドブック，日本食品衛生協会，2013
17. 富岡和夫，冨田教代・編著：エッセンシャル給食経営管理論 第3版 給食のトータルマネジメント，医歯薬出版，2013
18. 殿塚婦美子・編：改定新版大量調理—品質管理と調理の実際—，学建書院，2012
19. 山崎清子ほか 編著：NEW調理と理論，同文書院，2011
20. 芦川修貳，古畑公・編著：栄養士のための給食実務論 第3版，学建書院，2011
21. 中央法規出版・編：4訂大量調理施設衛生管理のポイント—HACCPの考え方に基づく衛生管理手法，中央法規出版，2011
22. 稲井玲子，上田伸男・編：PDCAに基づく給食経営管理実習，化学同人，2009
23. 藤沢良知・編著：ネオエスカ給食経営管理・運営論 第4版，同文書院，2005
24. 水谷令子ほか：たのしい調理 第3版 基礎と実習，医歯薬出版，2002
25. 羽田明子，鈴木久乃，殿塚婦美子：大量調理ハンドブック，学建書院，1999
26. 西日本栄養指導研究会・編：学内・学外実習ノート，医歯薬出版，1997
27. 生活科学研究会・編：調理実習を安全に行うために，化学同人，1992
28. 日水製薬・編：食中毒防止チェックマニュアル，日水製薬，1993
29. 都築正和・監：カラー版 殺菌・消毒マニュアル，医歯薬出版，1992
30. 富岡和夫・編：給食管理理論 第4版，医歯薬出版，2001
31. 鈴木義行：栄養指導の媒体と作り方2版，第一出版，1989
32. 辻新六，有馬昌弘：アンケート調査の方法—実践ノウハウとパソコン支援，朝倉書店，1987
33. MPC編集部・編：メニューデザイン，エム・ピー・シー，1984
34. 西田博・編著：手洗いの科学 食品衛生関係者必携，幸書房，1981

Plan – Do – Check – Act

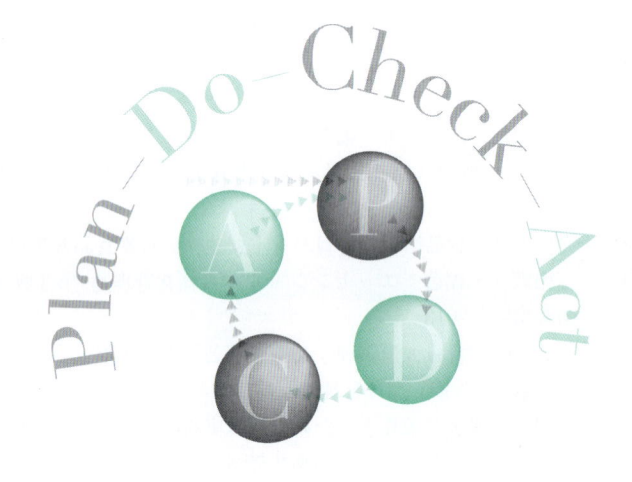

付表—日本人の食事摂取基準（2025年版）

「日本人の食事摂取基準」とは

日本人の食事摂取基準は，健康増進法に基づき，国民の健康の保持・増進，生活習慣病の発症予防を目的として，食事によるエネルギーおよび各栄養素の摂取量の基準を定めたもので，5年ごとに改定されている．2025年版の使用期間は，令和7（2025）年度から令和11（2029）年度の5年間である．

食品成分表の利用

食事評価は，摂取量推定によって得られる摂取量と食事摂取基準の各指標で示されている値を比較することで行うことができる．

食事調査によってエネルギーおよび栄養素の摂取量を推定したり，献立からエネルギーおよび栄養素の給与量を推定したりする際には，食品成分表を用いて栄養計算を行う．

食品成分表の栄養素量と，実際に食品中に含まれる栄養素量は必ずしも同じではない．食品成分表を利用する際には，この誤差の存在を十分に理解したうえで対応する必要がある．

●エネルギー

エネルギー摂取の過不足の回避を目的とする指標として，目標とするBMI〔体重（kg）÷身長（m）^{2}〕の範囲を設定する．

●目標とするBMIの範囲（18歳以上）[*1]

年齢（歳）	目標とするBMI（kg/m²）
18～49	18.5～24.9
50～64	20.0～24.9
65～74	21.5～24.9
75以上	21.5～24.9

[*1] 男女共通．あくまでも参考として使用すべきである．

●栄養素

三つの目的からなる五つの指標を設定する．

目的	指標	定義
摂取不足の回避	推定平均必要量（EAR）	50％の者が必要量を満たすと推定される摂取量．
	推奨量（RDA）	ほとんどの者（97～98％）が充足している摂取量．（推定平均必要量が与えられる栄養素に対して設定する）
	目安量（AI）	一定の栄養状態を維持するのに十分な摂取量．不足状態を示す者がほとんど観察されない量．（十分な科学的根拠が得られず，推定平均必要量と推奨量が算定できない場合の代替指標）
過剰摂取による健康障害の回避	耐容上限量（UL）	健康障害をもたらすリスクがないとみなされる習慣的な摂取量の上限．（これを超えて摂取すると，過剰摂取によって生じる潜在的な健康障害のリスクが高まると考える）
生活習慣病の発症予防	目標量（DG）	生活習慣病の発症予防を目的に，特定の集団において，その疾患のリスクや，その代理指標となる生体指標の値が低くなると考えられる栄養状態が達成できる摂取量．現在の日本人が当面の目標とすべき量．

※十分な科学的根拠がある栄養素については，上記の指標とは別に，生活習慣病の重症化予防及びフレイル予防を目的とした量を設定．

▼食事摂取基準の各指標を理解するための概念図[*1]

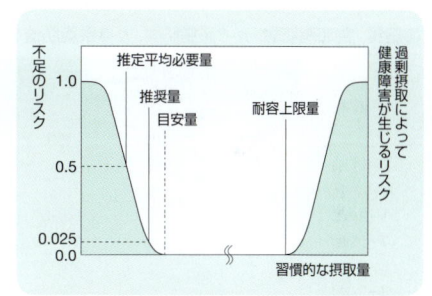

[*1] 目標量は，ここに示す概念や方法とは異なる性質のものであることから，ここには図示できない．

●栄養素の食事摂取基準

各性・年齢区分における参照体位および身体活動レベル「ふつう」を想定した値である．なお，基準値の欄で＋（プラス）記号とともに示される値は付加量をさす．

▼身体活動レベル（カテゴリー）別に見た活動内容と活動時間の代表例

身体活動レベル（カテゴリー）	低い	ふつう	高い
身体活動レベル基準値[*1]	1.50 (1.40～1.60)	1.75 (1.60～1.90)	2.00 (1.90～2.20)
日常生活の内容[*2]	生活の大部分が座位で，静的な活動が中心の場合	座位中心の仕事だが，職場内での移動や立位での作業・接客等，通勤・買い物での歩行，家事，軽いスポーツのいずれかを含む場合	移動や立位の多い仕事への従事者，あるいは，スポーツ等余暇における活発な運動習慣を持っている場合
中程度の強度（3.0～5.9メッツ）の身体活動の1日当たりの合計時間（時間/日）[*3]	1.65	2.06	2.53
仕事での1日当たりの合計歩行時間（時間/日）[*3]	0.25	0.54	1.00

[*1] 代表値．（ ）内はおよその範囲． [*2] Ishikawa-Takata K, et al. Eur J Clin Nutr. 2008；62(7)：885-891. および Black AE, et al. Eur J Clin Nutr. 1996；50(2)：72-92. を参考に，身体活動レベルに及ぼす仕事時間中の労作の影響が大きいことを考慮して作成． [*3] Ishikawa-Takata K, et al. J Epidemiol. 2011；21(2)：114-121. による．

●たんぱく質の食事摂取基準

年齢等	推定平均必要量 (g/日) 男性	推定平均必要量 (g/日) 女性	推奨量 (g/日) 男性	推奨量 (g/日) 女性	目安量 (g/日) 男性	目安量 (g/日) 女性	目標量*1 (%エネルギー) 男性	目標量*1 (%エネルギー) 女性
0〜5（月）	−	−	−	−	10	10	−	−
6〜8（月）	−	−	−	−	15	15	−	−
9〜11（月）	−	−	−	−	25	25	−	−
1〜2（歳）	15	15	20	20	−	−	13〜20	13〜20
3〜5（歳）	20	20	25	25	−	−	13〜20	13〜20
6〜7（歳）	25	25	30	30	−	−	13〜20	13〜20
8〜9（歳）	30	30	40	40	−	−	13〜20	13〜20
10〜11（歳）	40	40	45	50	−	−	13〜20	13〜20
12〜14（歳）	50	45	60	55	−	−	13〜20	13〜20
15〜17（歳）	50	45	65	55	−	−	13〜20	13〜20
18〜29（歳）	50	40	65	50	−	−	13〜20	13〜20
30〜49（歳）	50	40	65	50	−	−	13〜20	13〜20
50〜64（歳）	50	40	65	50	−	−	14〜20	14〜20
65〜74（歳）*2	50	40	60	50	−	−	15〜20	15〜20
75以上（歳）*2	50	40	60	50	−	−	15〜20	15〜20
妊婦 初期		+0		+0	−			−*3
妊婦 中期		+5		+5	−			−*3
妊婦 後期		+20		+25	−			−*4
授乳婦		+15		+20	−			−*4

*1 範囲に関しては、おおむねの値を示したものであり、弾力的に運用すること。 *2 65歳以上の高齢者について、フレイル予防を目的とした量を定めることは難しいが、身長・体重が参照体位に比べて小さい者や、特に75歳以上であって加齢に伴い身体活動量が大きく低下した者など、必要エネルギー摂取量が低い者では、下限が推奨量を下回る場合があり得る。この場合でも、下限は推奨量以上とすることが望ましい。 *3 妊婦（初期・中期）の目標量は、13〜20％エネルギーとした。 *4 妊婦（後期）及び授乳婦の目標量は、15〜20％エネルギーとした。

●炭水化物、食物繊維の食事摂取基準

年齢等	炭水化物 (%エネルギー) 目標量*1,2 男性	炭水化物 (%エネルギー) 目標量*1,2 女性	食物繊維 (g/日) 目標量 男性	食物繊維 (g/日) 目標量 女性
0〜5（月）	−	−	−	−
6〜11（月）	−	−	−	−
1〜2（歳）	50〜65	50〜65	−	−
3〜5（歳）	50〜65	50〜65	8以上	8以上
6〜7（歳）	50〜65	50〜65	10以上	9以上
8〜9（歳）	50〜65	50〜65	11以上	11以上
10〜11（歳）	50〜65	50〜65	13以上	13以上
12〜14（歳）	50〜65	50〜65	17以上	16以上
15〜17（歳）	50〜65	50〜65	19以上	18以上
18〜29（歳）	50〜65	50〜65	20以上	18以上
30〜49（歳）	50〜65	50〜65	22以上	18以上
50〜64（歳）	50〜65	50〜65	22以上	18以上
65〜74（歳）	50〜65	50〜65	21以上	18以上
75以上（歳）	50〜65	50〜65	20以上	17以上
妊婦		50〜65		18以上
授乳婦		50〜65		18以上

*1 範囲に関しては、おおむねの値を示したものである。 *2 エネルギー計算上、アルコールを含む。ただし、アルコールの摂取を勧めるものではない。

●脂質、飽和脂肪酸、n-6系脂肪酸、n-3系脂肪酸の食事摂取基準

年齢等	脂質 (%エネルギー) 目安量 男性	脂質 (%エネルギー) 目安量 女性	脂質 (%エネルギー) 目標量*1 男性	脂質 (%エネルギー) 目標量*1 女性	飽和脂肪酸 (%エネルギー)*2,3 目標量 男性	飽和脂肪酸 (%エネルギー)*2,3 目標量 女性	n-6系脂肪酸 (g/日) 目安量 男性	n-6系脂肪酸 (g/日) 目安量 女性	n-3系脂肪酸 (g/日) 目安量 男性	n-3系脂肪酸 (g/日) 目安量 女性
0〜5（月）	50	50	−	−	−	−	4	4	0.9	0.9
6〜11（月）	40	40	−	−	−	−	4	4	0.8	0.8
1〜2（歳）	−	−	20〜30	20〜30	−	−	4	4	0.7	0.7
3〜5（歳）	−	−	20〜30	20〜30	10以下	10以下	6	6	1.2	1.0
6〜7（歳）	−	−	20〜30	20〜30	10以下	10以下	8	7	1.4	1.2
8〜9（歳）	−	−	20〜30	20〜30	10以下	10以下	8	8	1.5	1.4
10〜11（歳）	−	−	20〜30	20〜30	10以下	10以下	9	9	1.7	1.7
12〜14（歳）	−	−	20〜30	20〜30	10以下	10以下	11	11	2.2	1.7
15〜17（歳）	−	−	20〜30	20〜30	9以下	9以下	13	11	2.2	1.7
18〜29（歳）	−	−	20〜30	20〜30	7以下	7以下	12	9	2.2	1.7
30〜49（歳）	−	−	20〜30	20〜30	7以下	7以下	11	9	2.2	1.7
50〜64（歳）	−	−	20〜30	20〜30	7以下	7以下	11	9	2.3	1.9
65〜74（歳）	−	−	20〜30	20〜30	7以下	7以下	10	9	2.3	2.0
75以上（歳）	−	−	20〜30	20〜30	7以下	7以下	9	8	2.3	2.0
妊婦		−		20〜30		7以下		9		1.7
授乳婦		−		20〜30		7以下		9		1.7

*1 範囲に関しては、おおむねの値を示したものである。 *2 飽和脂肪酸と同じく、脂質異常症及び循環器疾患に関する栄養素としてコレステロールがある。コレステロールに目標量は設定しないが、これは許容される摂取量に上限が存在しないことを保証するものではない。また、脂質異常症の重症化予防の目的からは、200 mg/日未満に留めることが望ましい。 *3 飽和脂肪酸と同じく、冠動脈疾患に関する栄養素としてトランス脂肪酸がある。日本人の大多数は、トランス脂肪酸に関する世界保健機関（WHO）の目標（1％エネルギー未満）を下回っており、トランス脂肪酸の摂取による健康への影響は、飽和脂肪酸の摂取によるものと比べて小さいと考えられる。ただし、脂質に偏った食事をしている者では、留意する必要がある。トランス脂肪酸は人体にとって不可欠な栄養素ではなく、健康の保持・増進を図る上で積極的な摂取は勧められないことから、その摂取量は1％エネルギー未満に留めることが望ましく、1％エネルギー未満でもできるだけ低く留めることが望ましい。

付表　日本人の食事摂取基準（2025年版）

●エネルギー産生栄養素バランス（目標量[*1,2]，%エネルギー）

年齢等	男性 たんぱく質[*3]	男性 脂質[*4] 脂質	男性 脂質[*4] 飽和脂肪酸	男性 炭水化物[*5,6]	女性 たんぱく質[*3]	女性 脂質[*4] 脂質	女性 脂質[*4] 飽和脂肪酸	女性 炭水化物[*5,6]
0～11（月）	―	―	―	―	―	―	―	―
1～2（歳）	13～20	20～30	―	50～65	13～20	20～30	―	50～65
3～5（歳）	13～20	20～30	10以下	50～65	13～20	20～30	10以下	50～65
6～7（歳）	13～20	20～30	10以下	50～65	13～20	20～30	10以下	50～65
8～9（歳）	13～20	20～30	10以下	50～65	13～20	20～30	10以下	50～65
10～11（歳）	13～20	20～30	10以下	50～65	13～20	20～30	10以下	50～65
12～14（歳）	13～20	20～30	10以下	50～65	13～20	20～30	10以下	50～65
15～17（歳）	13～20	20～30	9以下	50～65	13～20	20～30	9以下	50～65
18～29（歳）	13～20	20～30	7以下	50～65	13～20	20～30	7以下	50～65
30～49（歳）	13～20	20～30	7以下	50～65	13～20	20～30	7以下	50～65
50～64（歳）	14～20	20～30	7以下	50～65	14～20	20～30	7以下	50～65
65～74（歳）	15～20	20～30	7以下	50～65	15～20	20～30	7以下	50～65
75以上（歳）	15～20	20～30	7以下	50～65	15～20	20～30	7以下	50～65
妊婦　初期					13～20	20～30	7以下	50～65
妊婦　中期					13～20	20～30	7以下	50～65
妊婦　後期					15～20	20～30	7以下	50～65
授乳婦					15～20	20～30	7以下	50～65

[*1] 必要なエネルギー量を確保した上でのバランスとすること．　[*2] 範囲に関しては，おおむねの値を示したものであり，弾力的に運用すること．
[*3] 65歳以上の高齢者について，フレイル予防を目的とした量を定めることは難しいが，身長・体重が参照体位に比べて小さい者や，特に75歳以上であって加齢に伴い身体活動量が大きく低下した者など，必要エネルギー摂取量が低い者では，下限が推奨量を下回る場合があり得る．この場合でも，下限は推奨量以上とすることが望ましい．　[*4] 脂質については，その構成成分である飽和脂肪酸など，質への配慮を十分に行う必要がある．　[*5] アルコールを含む．ただし，アルコールの摂取を勧めるものではない．　[*6] 食物繊維の目標量を十分に注意すること．

参考資料

●推定エネルギー必要量

推定エネルギー必要量
＝体重1kg当たりの基礎代謝量基準値×参照体重×身体活動レベル基準値

※小児及び妊婦，授乳婦では，これに成長や妊娠継続・授乳に必要なエネルギー量を付加量として加える．乳児では，エネルギー消費量とエネルギー蓄積量の和で求めている．

▼参照体位（参照身長，参照体重）

年齢等	男性 参照身長(cm)	男性 参照体重(kg)	女性[*1] 参照身長(cm)	女性[*1] 参照体重(kg)
0～5（月）	61.5	6.3	60.1	5.9
6～11（月）	71.6	8.8	70.2	8.1
6～8（月）	69.8	8.4	68.3	7.8
9～11（月）	73.2	9.1	71.9	8.4
1～2（歳）	85.8	11.5	84.6	11.0
3～5（歳）	103.6	16.5	103.2	16.1
6～7（歳）	119.5	22.2	118.3	21.9
8～9（歳）	130.4	28.0	130.4	27.4
10～11（歳）	142.0	35.6	144.0	36.3
12～14（歳）	160.5	49.0	155.1	47.5
15～17（歳）	170.1	59.7	157.7	51.9
18～29（歳）	172.0	63.0	158.0	51.0
30～49（歳）	171.8	70.0	158.5	53.3
50～64（歳）	169.7	69.1	156.4	54.0
65～74（歳）	165.3	64.4	152.2	52.6
75以上（歳）	162.0	61.0	148.3	49.3
18以上（歳）	(男女計) 参照身長 161.0 cm, 参照体重 58.6 kg			

[*1] 妊婦，授乳婦を除く．

▼基礎代謝量基準値

年齢（歳）	基礎代謝量基準値 (kcal/kg体重/日) 男性	基礎代謝量基準値 (kcal/kg体重/日) 女性
1～2	61.0	59.7
3～5	54.8	52.2
6～7	44.3	41.9
8～9	40.8	38.3
10～11	37.4	34.8
12～14	31.0	29.6
15～17	27.0	25.3
18～29	23.7	22.1
30～49	22.5	21.9
50～64	21.8	20.7
65～74	21.6	20.7
75以上	21.5	20.7

▼推定エネルギー必要量（kcal/日）

性別	男性 低い	男性 ふつう	男性 高い	女性 低い	女性 ふつう	女性 高い
身体活動レベル[*1]						
0～5（月）	―	550	―	―	500	―
6～8（月）	―	650	―	―	600	―
9～11（月）	―	700	―	―	650	―
1～2（歳）	―	950	―	―	900	―
3～5（歳）	―	1,300	―	―	1,250	―
6～7（歳）	1,350	1,550	1,750	1,250	1,450	1,650
8～9（歳）	1,600	1,850	2,100	1,500	1,700	1,900
10～11（歳）	1,950	2,250	2,500	1,850	2,100	2,350
12～14（歳）	2,300	2,600	2,900	2,150	2,400	2,700
15～17（歳）	2,500	2,850	3,150	2,050	2,300	2,550
18～29（歳）	2,250	2,600	3,000	1,700	1,950	2,250
30～49（歳）	2,350	2,750	3,150	1,750	2,050	2,350
50～64（歳）	2,250	2,600	3,000	1,700	1,950	2,250
65～74（歳）	2,100	2,350	2,650	1,650	1,850	2,050
75以上（歳）[*2]	1,850	2,250	―	1,450	1,750	―
妊婦[*3]　初期				+50	+50	+50
妊婦[*3]　中期				+250	+250	+250
妊婦[*3]　後期				+450	+450	+450
授乳婦				+350	+350	+350

[*1] 身体活動レベルは，「低い」「ふつう」「高い」の3つのカテゴリーとした．　[*2]「ふつう」は自立している者，「低い」は自宅にいてほとんど外出しない者に相当する．「低い」は高齢者施設で自立に近い状態で過ごしている者にも適用できる値である．　[*3] 妊婦個々の体格や妊娠中の体重増加量及び胎児の発育状況の評価を行うことが必要である．
注1：活用に当たっては，食事評価，体重及びBMIの把握を行い，エネルギーの過不足は，体重の変化又はBMIを用いて評価すること．　注2：身体活動レベルが「低い」に該当する場合，少ないエネルギー消費量に見合った少ないエネルギー摂取量を維持することになるため，健康の保持・増進の観点からは，身体活動量を増加させる必要がある．

▼身体活動レベル基準値

身体活動レベル（カテゴリー）	低い	ふつう	高い
身体活動レベル基準値	1.50 (1.40～1.60)	1.75 (1.60～1.90)	2.00 (1.90～2.20)

157

● 微量ミネラルの食事摂取基準

鉄 (mg/日) / 亜鉛 (mg/日)

年齢等	推定平均必要量 男性	推定平均必要量 女性 月経なし	推定平均必要量 女性 月経あり	推奨量 男性	推奨量 女性 月経なし	推奨量 女性 月経あり	目安量 男性	目安量 女性	耐容上限量 男性	耐容上限量 女性	亜鉛 推定平均必要量 男性	亜鉛 推定平均必要量 女性	亜鉛 推奨量 男性	亜鉛 推奨量 女性	亜鉛 目安量 男性	亜鉛 目安量 女性	亜鉛 耐容上限量 男性	亜鉛 耐容上限量 女性
0～5（月）	–	–	–	–	–	–	0.5	0.5	–	–	–	–	–	–	1.5	1.5	–	–
6～11（月）	3.5	3.5	–	4.5	4.5	–	–	–	–	–	–	–	–	–	2.0	2.0	–	–
1～2（歳）	3.0	3.0	–	4.0	4.0	–	–	–	–	–	2.5	2.0	3.5	3.0	–	–	–	–
3～5（歳）	3.5	3.5	–	5.0	5.0	–	–	–	–	–	3.0	2.5	4.0	3.5	–	–	–	–
6～7（歳）	4.5	4.5	–	6.0	6.0	–	–	–	–	–	3.5	3.0	5.0	4.5	–	–	–	–
8～9（歳）	5.5	6.0	–	7.5	8.0	–	–	–	–	–	4.0	4.0	5.5	5.5	–	–	–	–
10～11（歳）	6.5	6.5	8.5	9.5	9.0	12.5	–	–	–	–	5.5	5.5	8.0	7.5	–	–	–	–
12～14（歳）	7.5	6.5	9.0	10.0	9.0	12.5	–	–	–	–	7.0	6.5	8.5	8.5	–	–	–	–
15～17（歳）	7.5	5.5	7.5	9.0	6.5	11.0	–	–	–	–	8.5	6.0	10.0	8.0	–	–	–	–
18～29（歳）	5.5	5.0	7.0	7.0	6.0	10.0	–	–	–	–	7.5	6.0	9.0	7.5	–	–	40	35
30～49（歳）	6.0	5.0	7.5	7.5	6.0	10.5	–	–	–	–	8.0	6.5	9.5	8.0	–	–	45	35
50～64（歳）	6.0	5.0	7.5	7.5	6.0	10.5	–	–	–	–	8.0	6.5	9.5	8.0	–	–	45	35
65～74（歳）	5.5	5.0	–	7.0	6.0	–	–	–	–	–	7.5	6.5	9.0	7.5	–	–	45	35
75以上（歳）	5.5	4.5	–	6.5	5.5	–	–	–	–	–	7.5	6.0	9.0	7.0	–	–	40	35
妊婦 初期		+2.0	–		+2.5	–		–		–		+0.0		+0.0		–		–
妊婦 中期・後期		+7.0	–		+8.5	–		–		–		+2.0		+2.0		–		–
授乳婦		+1.5	–		+2.0	–		–		–		+2.5		+3.0		–		–

銅 (mg/日) / マンガン (mg/日) / ヨウ素 (μg/日)

年齢等	銅 推定平均必要量 男性	銅 推定平均必要量 女性	銅 推奨量 男性	銅 推奨量 女性	銅 目安量 男性	銅 目安量 女性	銅 耐容上限量 男性	銅 耐容上限量 女性	マンガン 目安量 男性	マンガン 目安量 女性	マンガン 耐容上限量 男性	マンガン 耐容上限量 女性	ヨウ素 推定平均必要量 男性	ヨウ素 推定平均必要量 女性	ヨウ素 推奨量 男性	ヨウ素 推奨量 女性	ヨウ素 目安量 男性	ヨウ素 目安量 女性	ヨウ素 耐容上限量 男性	ヨウ素 耐容上限量 女性
0～5（月）	–	–	–	–	0.3	0.3	–	–	0.01	0.01	–	–	–	–	–	–	100	100	250	250
6～11（月）	–	–	–	–	0.4	0.4	–	–	0.5	0.5	–	–	–	–	–	–	130	130	350	350
1～2（歳）	0.3	0.2	0.3	0.3	–	–	–	–	1.5	1.5	–	–	35	35	50	50	–	–	600	600
3～5（歳）	0.3	0.3	0.4	0.3	–	–	–	–	2.0	2.0	–	–	40	40	60	60	–	–	900	900
6～7（歳）	0.4	0.4	0.4	0.4	–	–	–	–	2.0	2.0	–	–	55	55	75	75	–	–	1,200	1,200
8～9（歳）	0.4	0.4	0.5	0.5	–	–	–	–	2.5	2.5	–	–	65	65	90	90	–	–	1,500	1,500
10～11（歳）	0.5	0.5	0.6	0.6	–	–	–	–	3.0	3.0	–	–	75	75	110	110	–	–	2,000	2,000
12～14（歳）	0.7	0.6	0.8	0.8	–	–	–	–	3.5	3.5	–	–	100	100	140	140	–	–	2,500	2,500
15～17（歳）	0.8	0.6	0.9	0.7	–	–	–	–	3.5	3.5	–	–	100	100	140	140	–	–	3,000	3,000
18～29（歳）	0.7	0.6	0.9	0.7	–	–	7	7	3.5	3.5	11	11	100	100	140	140	–	–	3,000	3,000
30～49（歳）	0.8	0.6	0.9	0.7	–	–	7	7	3.5	3.5	11	11	100	100	140	140	–	–	3,000	3,000
50～64（歳）	0.7	0.6	0.9	0.7	–	–	7	7	3.5	3.5	11	11	100	100	140	140	–	–	3,000	3,000
65～74（歳）	0.7	0.6	0.9	0.7	–	–	7	7	3.5	3.5	11	11	100	100	140	140	–	–	3,000	3,000
75以上（歳）	0.7	0.6	0.8	0.7	–	–	7	7	3.5	3.5	11	11	100	100	140	140	–	–	3,000	3,000
妊婦		+0.1		+0.1		–		–		3.0		–		+75		+110		–		–[*1]
授乳婦		+0.5		+0.6		–		–		3.0		–		+100		+140		–		–[*1]

[*1] 妊婦及び授乳婦の耐容上限量は、2,000 μg/日とした。

セレン (μg/日) / クロム (μg/日) / モリブデン (μg/日)

年齢等	セレン 推定平均必要量 男性	セレン 推定平均必要量 女性	セレン 推奨量 男性	セレン 推奨量 女性	セレン 目安量 男性	セレン 目安量 女性	セレン 耐容上限量 男性	セレン 耐容上限量 女性	クロム 目安量 男性	クロム 目安量 女性	クロム 耐容上限量 男性	クロム 耐容上限量 女性	モリブデン 推定平均必要量 男性	モリブデン 推定平均必要量 女性	モリブデン 推奨量 男性	モリブデン 推奨量 女性	モリブデン 目安量 男性	モリブデン 目安量 女性	モリブデン 耐容上限量 男性	モリブデン 耐容上限量 女性
0～5（月）	–	–	–	–	15	15	–	–	0.8	0.8	–	–	–	–	–	–	2.5	2.5	–	–
6～11（月）	–	–	–	–	15	15	–	–	1.0	1.0	–	–	–	–	–	–	3.0	3.0	–	–
1～2（歳）	10	10	10	10	–	–	100	100	–	–	–	–	10	10	10	10	–	–	–	–
3～5（歳）	10	10	15	10	–	–	100	100	–	–	–	–	10	10	10	10	–	–	–	–
6～7（歳）	15	15	15	15	–	–	150	150	–	–	–	–	10	10	15	15	–	–	–	–
8～9（歳）	15	15	20	20	–	–	200	200	–	–	–	–	15	15	20	15	–	–	–	–
10～11（歳）	20	20	25	25	–	–	250	250	–	–	–	–	15	15	20	20	–	–	–	–
12～14（歳）	25	25	30	30	–	–	350	300	–	–	–	–	20	20	25	25	–	–	–	–
15～17（歳）	30	20	35	25	–	–	400	350	–	–	–	–	25	20	30	25	–	–	–	–
18～29（歳）	25	20	30	25	–	–	400	350	10	10	500	500	20	20	30	25	–	–	600	500
30～49（歳）	25	20	30	25	–	–	450	350	10	10	500	500	25	20	30	25	–	–	600	500
50～64（歳）	25	20	30	25	–	–	450	350	10	10	500	500	25	20	30	25	–	–	600	500
65～74（歳）	25	20	30	25	–	–	450	350	10	10	500	500	20	20	30	25	–	–	600	500
75以上（歳）	25	20	30	25	–	–	400	350	10	10	500	500	20	20	25	25	–	–	600	500
妊婦		+5		+5		–		–		10		–		+0		+0		–		–
授乳婦		+15		+20		–		–		10		–		+2.5		+3.5		–		–

付表　日本人の食事摂取基準（2025年版）

● 多量ミネラルの食事摂取基準

年齢等	ナトリウム(mg/日, ( )は食塩相当量[g/日])*1 推定平均必要量 男性	女性	目安量 男性	女性	目標量 男性	女性	カリウム(mg/日) 目安量 男性	女性	目標量 男性	女性
0～5（月）	−	−	100(0.3)	100(0.3)	−	−	400	400	−	−
6～11（月）	−	−	600(1.5)	600(1.5)	−	−	700	700	−	−
1～2（歳）	−	−	−	−	(3.0 未満)	(2.5 未満)	−	−	−	−
3～5（歳）	−	−	−	−	(3.5 未満)	(3.5 未満)	1,100	1,000	1,600 以上	1,400 以上
6～7（歳）	−	−	−	−	(4.5 未満)	(4.5 未満)	1,300	1,200	1,800 以上	1,600 以上
8～9（歳）	−	−	−	−	(5.0 未満)	(5.0 未満)	1,600	1,400	2,000 以上	1,800 以上
10～11（歳）	−	−	−	−	(6.0 未満)	(6.0 未満)	1,900	1,800	2,200 以上	2,000 以上
12～14（歳）	−	−	−	−	(7.0 未満)	(6.5 未満)	2,400	2,200	2,600 以上	2,400 以上
15～17（歳）	−	−	−	−	(7.5 未満)	(6.5 未満)	2,800	2,000	3,000 以上	2,600 以上
18～29（歳）	600(1.5)	600(1.5)	−	−	(7.5 未満)	(6.5 未満)	2,500	2,000	3,000 以上	2,600 以上
30～49（歳）	600(1.5)	600(1.5)	−	−	(7.5 未満)	(6.5 未満)	2,500	2,000	3,000 以上	2,600 以上
50～64（歳）	600(1.5)	600(1.5)	−	−	(7.5 未満)	(6.5 未満)	2,500	2,000	3,000 以上	2,600 以上
65～74（歳）	600(1.5)	600(1.5)	−	−	(7.5 未満)	(6.5 未満)	2,500	2,000	3,000 以上	2,600 以上
75 以上（歳）	600(1.5)	600(1.5)	−	−	(7.5 未満)	(6.5 未満)	2,500	2,000	3,000 以上	2,600 以上
妊婦		600(1.5)		−		(6.5 未満)		2,000		2,600 以上
授乳婦		600(1.5)		−		(6.5 未満)		2,000		2,600 以上

*1 高血圧及び慢性腎臓病（CKD）の重症化予防のための食塩相当量の量は，男女とも6.0 g/日未満とした．

年齢等	カルシウム(mg/日) 推定平均必要量 男性	女性	推奨量 男性	女性	目安量 男性	女性	耐容上限量 男性	女性	マグネシウム(mg/日) 推定平均必要量 男性	女性	推奨量 男性	女性	目安量 男性	女性	耐容上限量*1 男性	女性	リン(mg/日) 目安量 男性	女性	耐容上限量 男性	女性
0～5（月）	−	−	−	−	200	200	−	−	−	−	−	−	20	20	−	−	120	120	−	−
6～11（月）	−	−	−	−	250	250	−	−	−	−	−	−	60	60	−	−	260	260	−	−
1～2（歳）	350	350	450	400	−	−	−	−	60	60	70	70	−	−	−	−	600	500	−	−
3～5（歳）	500	450	600	550	−	−	−	−	80	80	100	100	−	−	−	−	700	700	−	−
6～7（歳）	500	450	600	550	−	−	−	−	110	110	130	130	−	−	−	−	900	800	−	−
8～9（歳）	550	600	650	750	−	−	−	−	140	140	170	160	−	−	−	−	1,000	900	−	−
10～11（歳）	600	600	700	750	−	−	−	−	180	180	210	220	−	−	−	−	1,100	1,000	−	−
12～14（歳）	850	700	1,000	800	−	−	−	−	250	240	290	290	−	−	−	−	1,200	1,100	−	−
15～17（歳）	650	550	800	650	−	−	−	−	300	260	360	310	−	−	−	−	1,200	1,000	−	−
18～29（歳）	650	550	800	650	−	−	2,500	2,500	280	230	340	280	−	−	−	−	1,000	800	3,000	3,000
30～49（歳）	650	550	750	650	−	−	2,500	2,500	320	240	380	290	−	−	−	−	1,000	800	3,000	3,000
50～64（歳）	600	550	750	650	−	−	2,500	2,500	310	240	370	290	−	−	−	−	1,000	800	3,000	3,000
65～74（歳）	600	550	750	650	−	−	2,500	2,500	290	240	350	280	−	−	−	−	1,000	800	3,000	3,000
75 以上（歳）	600	500	750	600	−	−	2,500	2,500	270	220	330	270	−	−	−	−	1,000	800	3,000	3,000
妊婦		+0		+0		−		−		+30		+40		−		−		800		−
授乳婦		+0		+0		−		−		+0		+0		−		−		800		−

*1 通常の食品以外からの摂取量の耐容上限量は，成人の場合350 mg/日，小児では5 mg/kg 体重/日とした．それ以外の通常の食品からの摂取の場合，耐容上限量は設定しない．

● 脂溶性ビタミンの食事摂取基準

年齢等	ビタミンA(μgRAE/日)*1 推定平均必要量*2 男性	女性	推奨量*2 男性	女性	目安量*3 男性	女性	耐容上限量*3 男性	女性	ビタミンD(μg/日)*4 目安量 男性	女性	耐容上限量 男性	女性	ビタミンE(mg/日)*5 目安量 男性	女性	耐容上限量 男性	女性	ビタミンK(μg/日) 目安量 男性	女性
0～5（月）	−	−	−	−	300	300	600	600	5.0	5.0	25	25	3.0	3.0	−	−	4	4
6～11（月）	−	−	−	−	400	400	600	600	5.0	5.0	25	25	4.0	4.0	−	−	7	7
1～2（歳）	300	250	400	350	−	−	600	600	3.5	3.5	25	25	3.0	3.0	150	150	50	60
3～5（歳）	350	350	500	500	−	−	700	700	4.5	4.5	30	30	4.0	4.0	200	200	60	70
6～7（歳）	350	350	500	500	−	−	950	950	5.5	5.5	40	40	4.5	4.0	300	300	80	90
8～9（歳）	350	350	500	500	−	−	1,200	1,200	6.5	6.5	40	40	5.0	5.0	350	350	90	110
10～11（歳）	450	400	600	600	−	−	1,500	1,500	8.0	8.0	60	60	5.0	5.5	450	450	110	130
12～14（歳）	550	500	800	700	−	−	2,100	2,100	9.0	9.0	80	80	6.5	6.0	650	600	140	150
15～17（歳）	650	500	900	650	−	−	2,600	2,600	9.0	9.0	90	90	7.0	6.0	750	650	150	150
18～29（歳）	600	450	850	650	−	−	2,700	2,700	9.0	9.0	100	100	6.5	5.0	800	650	150	150
30～49（歳）	650	500	900	700	−	−	2,700	2,700	9.0	9.0	100	100	6.0	6.0	800	700	150	150
50～64（歳）	650	500	900	700	−	−	2,700	2,700	9.0	9.0	100	100	7.0	6.0	850	700	150	150
65～74（歳）	600	500	850	700	−	−	2,700	2,700	9.0	9.0	100	100	7.5	6.5	800	700	150	150
75 以上（歳）	550	450	800	650	−	−	2,700	2,700	9.0	9.0	100	100	6.5	6.0	800	650	150	150
妊婦 初期		+0		+0		−		−										
妊婦 中期		+0		+0		−		−		9.0		−		5.5		−		150
妊婦 後期		+60		+80		−		−										
授乳婦		+300		+450		−		−		9.0		−		5.5		−		150

*1 レチノール活性当量（μgRAE）＝レチノール（μg）＋β-カロテン（μg）× 1/12＋α-カロテン（μg）× 1/24＋β-クリプトキサンチン（μg）× 1/24＋その他のプロビタミンA カロテノイド（μg）× 1/24　*2 プロビタミンA カロテノイドを含む．　*3 プロビタミンA カロテノイドを含まない．　*4 日照により皮膚でビタミンD が産生されることを踏まえ，フレイル予防を図る者はもとより，全年齢区分を通じて，日常生活において可能な範囲での適度な日光浴を心掛けるとともに，ビタミンD の摂取については，日照時間を考慮に入れることが重要である．　*5 α-トコフェロールについて算定した．α-トコフェロール以外のビタミンE は含まない．

159

●水溶性ビタミンの食事摂取基準

年齢等	ビタミンB₁(mg/日)*1,2 推定平均必要量 男性	女性	推奨量 男性	女性	目安量 男性	女性	ビタミンB₂(mg/日)*3 推定平均必要量 男性	女性	推奨量 男性	女性	目安量 男性	女性	ナイアシン(mgNE/日)*4,5 推定平均必要量 男性	女性	推奨量 男性	女性	目安量 男性	女性	耐容上限量*6 男性	女性
0～5(月)	―	―	―	―	0.1	0.1	―	―	―	―	0.3	0.3	―	―	―	―	2*7	2*7	―	―
6～11(月)	―	―	―	―	0.2	0.2	―	―	―	―	0.4	0.4	―	―	―	―	3	3	―	―
1～2(歳)	0.3	0.3	0.4	0.4	―	―	0.5	0.5	0.6	0.5	―	―	5	4	6	5	―	―	60(15)	60(15)
3～5(歳)	0.4	0.4	0.5	0.5	―	―	0.7	0.6	0.8	0.8	―	―	6	6	8	7	―	―	80(20)	80(20)
6～7(歳)	0.5	0.4	0.7	0.6	―	―	0.8	0.7	0.9	0.9	―	―	7	7	9	8	―	―	100(30)	100(30)
8～9(歳)	0.6	0.5	0.8	0.7	―	―	0.9	0.9	1.1	1.0	―	―	9	8	11	10	―	―	150(35)	150(35)
10～11(歳)	0.7	0.6	0.9	0.9	―	―	1.1	1.1	1.4	1.3	―	―	11	10	13	12	―	―	200(45)	200(45)
12～14(歳)	0.8	0.7	1.1	1.0	―	―	1.3	1.2	1.6	1.4	―	―	12	12	15	14	―	―	250(60)	250(60)
15～17(歳)	0.9	0.7	1.2	1.0	―	―	1.4	1.2	1.7	1.4	―	―	14	11	16	13	―	―	300(70)	250(65)
18～29(歳)	0.8	0.6	1.1	0.9	―	―	1.3	1.0	1.6	1.2	―	―	13	9	15	11	―	―	300(80)	250(65)
30～49(歳)	0.8	0.6	1.2	0.9	―	―	1.4	1.0	1.7	1.2	―	―	13	10	15	12	―	―	350(85)	250(65)
50～64(歳)	0.8	0.6	1.1	0.9	―	―	1.3	1.0	1.6	1.2	―	―	13	9	15	11	―	―	350(85)	250(65)
65～74(歳)	0.7	0.6	1.1	0.9	―	―	1.2	0.9	1.5	1.1	―	―	12	9	14	11	―	―	300(80)	250(65)
75以上(歳)	0.7	0.5	1.0	0.8	―	―	1.1	0.9	1.3	1.0	―	―	11	9	13	10	―	―	300(75)	250(60)
妊婦		+0.1		+0.2		―		+0.2		+0.3		―		+0		+0		―		―
授乳婦		+0.2		+0.2		―		+0.5		+0.6		―		+3		+3		―		―

*1 チアミン塩化物塩酸塩(分子量＝337.3)相当量として示した. *2 身体活動レベル「ふつう」の推定エネルギー必要量を用いて算定した. *3 身体活動レベル「ふつう」の推定エネルギー必要量を用いて算定した. 特記事項：ビタミンB₂の推定平均必要量は，ビタミンB₂の欠乏症である口唇炎，口角炎，舌炎などの皮膚炎を予防するに足る最小量からではなく，尿中にビタミンB₂の排泄量が増大し始める摂取量(体内飽和量)から算定. *4 ナイアシン当量(NE)＝ナイアシン＋1/60 トリプトファンで示した. *5 身体活動レベル「ふつう」の推定エネルギー必要量を用いて算定した. *6 ニコチンアミドの重量(mg/日)，( )内はニコチン酸の重量(mg/日). *7 単位はmg/日.

年齢等	ビタミンB₆(mg/日)*1 推定平均必要量 男性	女性	推奨量 男性	女性	目安量 男性	女性	耐容上限量*2 男性	女性	ビタミンB₁₂(μg/日)*3 推定平均必要量 男性	女性	推奨量 男性	女性	目安量 男性	女性	葉酸(μg/日)*4 推定平均必要量 男性	女性	推奨量 男性	女性	目安量 男性	女性	耐容上限量*5 男性	女性
0～5(月)	―	―	―	―	0.2	0.2	―	―	―	―	―	―	0.4	0.4	―	―	―	―	40	40	―	―
6～11(月)	―	―	―	―	0.3	0.3	―	―	―	―	―	―	0.9	0.9	―	―	―	―	70	70	―	―
1～2(歳)	0.4	0.4	0.5	0.5	―	―	10	10	1.5	1.5	―	―	―	―	70	70	90	90	―	―	200	200
3～5(歳)	0.5	0.5	0.6	0.6	―	―	15	15	1.5	1.5	―	―	―	―	80	80	100	100	―	―	300	300
6～7(歳)	0.6	0.6	0.7	0.7	―	―	20	20	2.0	2.0	―	―	―	―	110	110	130	130	―	―	400	400
8～9(歳)	0.8	0.8	0.9	0.9	―	―	25	25	2.5	2.5	―	―	―	―	130	130	150	150	―	―	500	500
10～11(歳)	0.9	1.0	1.0	1.2	―	―	30	30	3.0	3.0	―	―	―	―	150	150	180	180	―	―	700	700
12～14(歳)	1.2	1.1	1.4	1.3	―	―	40	40	4.0	4.0	―	―	―	―	190	190	230	230	―	―	900	900
15～17(歳)	1.2	1.1	1.5	1.3	―	―	50	45	4.0	4.0	―	―	―	―	200	200	240	240	―	―	900	900
18～29(歳)	1.1	1.0	1.4	1.1	―	―	55	45	4.0	4.0	―	―	―	―	200	200	240	240	―	―	900	900
30～49(歳)	1.1	1.0	1.4	1.1	―	―	60	45	4.0	4.0	―	―	―	―	200	200	240	240	―	―	1,000	1,000
50～64(歳)	1.1	1.0	1.4	1.1	―	―	55	45	4.0	4.0	―	―	―	―	200	200	240	240	―	―	900	900
65～74(歳)	1.1	1.0	1.4	1.1	―	―	50	40	4.0	4.0	―	―	―	―	200	200	240	240	―	―	900	900
75以上(歳)	1.1	1.0	1.4	1.1	―	―	50	40	4.0	4.0	―	―	―	―	200	200	240	240	―	―	900	900
妊婦		+0.2		+0.2		―		―		4.0		+200*6,7		+240*6,7		―		―
授乳婦		+0.3		+0.3		―		―		4.0		+80		+100		―		―

*1 たんぱく質の推奨量を用いて算定した(妊婦・授乳婦の付加量は除く). *2 ピリドキシン(分子量＝169.2)相当量として示した. *3 シアノコバラミン(分子量＝1,355.4)相当量として示した. *4 葉酸(プテロイルモノグルタミン酸，分子量＝441.4)相当量として示した. *5 通常の食品以外の食品に含まれる葉酸に適用する. *6 妊娠を計画している女性，妊娠の可能性がある女性及び妊娠初期の妊婦は，胎児の神経管閉鎖障害のリスク低減のために，通常の食品以外の食品に含まれる葉酸を400μg/日摂取することが望まれる. *7 付加量は，中期及び後期にのみ設定した.

年齢等	パントテン酸(mg/日) 目安量 男性	女性	ビオチン(μg/日) 目安量 男性	女性	ビタミンC(mg/日)*1 推定平均必要量 男性	女性	推奨量 男性	女性	目安量 男性	女性
0～5(月)	4	4	4	4	―	―	―	―	40	40
6～11(月)	3	3	10	10	―	―	―	―	40	40
1～2(歳)	3	3	20	20	30	30	35	35	―	―
3～5(歳)	4	4	20	20	35	35	40	40	―	―
6～7(歳)	5	5	30	30	40	40	50	50	―	―
8～9(歳)	6	6	30	30	50	50	60	60	―	―
10～11(歳)	6	6	40	40	60	60	70	70	―	―
12～14(歳)	7	6	50	50	75	75	90	90	―	―
15～17(歳)	7	6	50	50	80	80	100	100	―	―
18～29(歳)	5	5	50	50	80	80	100	100	―	―
30～49(歳)	5	5	50	50	80	80	100	100	―	―
50～64(歳)	6	5	50	50	80	80	100	100	―	―
65～74(歳)	6	5	50	50	80	80	100	100	―	―
75以上(歳)	6	5	50	50	80	80	100	100	―	―
妊婦		5		50		+10		+10		―
授乳婦		6		50		+40		+45		―

*1 L-アスコルビン酸(分子量＝176.1)相当量として示した. 特記事項：ビタミンCの推定平均必要量は，ビタミンCの欠乏症である壊血病を予防するに足る最小量からではなく，良好なビタミンCの栄養状態の確実な維持の観点から算定.

【著者】

西川　貴子
神戸女子短期大学名誉教授

深津　智恵美
元園田学園女子大学教授

清水　典子
元神戸女子大学准教授

富永　しのぶ
元兵庫大学准教授

Plan-Do-Check-Actにそった
給食運営・経営管理実習のてびき
第5版　　　　　　　　　　ISBN978-4-263-70665-7

1996年 4月20日	第1版第1刷発行	(Plan-Do-Seeにそった 給食管理実習のてびき)
1998年 1月20日	第2版第1刷発行	
2000年 1月20日	第3版第1刷発行	
2005年 3月20日	第4版第1刷発行	(Plan-Do-Seeにそった 給食運営・経営管理実習のてびき)
2016年 4月15日	第5版第1刷発行(改題)	
2020年 1月10日	第5版第6刷(増補)発行	
2025年 1月10日	第5版第11刷発行	

著者　西川　貴子
　　　深津　智恵美
　　　清水　典子
　　　富永　しのぶ

発行者　白石　泰夫

発行所　医歯薬出版株式会社
〒113-8612　東京都文京区本駒込1-7-10
TEL.（03）5395-7626（編集）・7616（販売）
FAX.（03）5395-7624（編集）・8563（販売）
https://www.ishiyaku.co.jp/
郵便振替番号 00190-5-13816

乱丁，落丁の際はお取り替えいたします　　印刷・あづま堂印刷／製本・愛千製本所

© Ishiyaku Publishers, Inc., 1996, 2016. Printed in Japan

本書の複製権・翻訳権・翻案権・上映権・譲渡権・貸与権・公衆送信権（送信可能化権を含む）・口述権は，医歯薬出版(株)が保有します．

本書を無断で複製する行為（コピー，スキャン，デジタルデータ化など）は，「私的使用のための複製」などの著作権法上の限られた例外を除き禁じられています．また私的使用に該当する場合であっても，請負業者等の第三者に依頼し上記の行為を行うことは違法となります．

JCOPY ＜出版者著作権管理機構 委託出版物＞
本書をコピーやスキャン等により複製される場合は，そのつど事前に出版者著作権管理機構（電話 03-5244-5088，FAX 03-5244-5089，e-mail : info@jcopy.or.jp）の許諾を得てください．